护患沟通指导

赵爱平　袁晓玲　**主编**

科 学 出 版 社
北 京

内 容 简 介

护患沟通之重要性已成为共识，为使护患沟通更具有可操作性，简便易行，易被患者、家属及护理人员接受，本书首次在国内护理沟通中引进Calgary-Cambridge会谈指南，从新颖、逻辑的角度重新诠释护患沟通。

本书将护患沟通过程分解为"开始会谈"、"收集信息"、"解释与计划"、"结束会谈"、"会谈过程管理"及"发展医患关系"，并将70项沟通内容技能与这6个过程和目标框架相配合，为临床护理工作者及护理专业学生提供一整套可按需使用的综合性技能指南。

图书在版编目（CIP）数据

护患沟通指导 / 赵爱平，袁晓玲主编．—北京：科学出版社，2011.6（2023.12重印）

ISBN 978-7-03-030957-0

Ⅰ．①护… Ⅱ．①赵… ②袁… Ⅲ．①护士－公共关系学 Ⅳ．① R192.6

中国版本图书馆 CIP 数据核字（2011）第 079622 号

责任编辑：潘志坚　闵　捷 / 责任校对：刘珊珊
责任印制：刘　学 / 封面设计：殷　靓

科学出版社 出版
北京东黄城根北街 16 号
邮政编码：100717
http://www.sciencep.com

广东虎彩云印刷有限公司印刷

科学出版社出版　各地新华书店经销

*

2011 年 5 月第　一　版　开本：B5（720 × 1 000）
2023 年12月第十次印刷　印张：8 1/2
字数：121 000

定价：26.00 元

《护患沟通指导》编辑委员会

主编　赵爱平　袁晓玲

编委　（按姓氏笔画排序）

张艳燕（上海交通大学医学院附属仁济医院）
杨　艳（上海交通大学医学院附属仁济医院）
赵爱平（上海交通大学医学院附属仁济医院）
贾　芸（上海交通大学医学院附属仁济医院）
袁晓玲（上海交通大学护理学院）
徐　燕（上海交通大学医学院附属仁济医院）
黄素英（上海交通大学医学院附属仁济医院）

序言

沟通技能是医务人员的核心能力之一。护患沟通是护理人际关系中最为重要的形式和内容，也是构建和谐医（护）沟通的核心。俗话说：“良言一句三冬暖，恶语伤人六月寒。”这是人们对语言的心理刺激作用的经验总结。有效的沟通可以培养护理人员与患者之间相互融洽、相互信任、相互配合的关系，使患者以良好的心理状态接受治疗和护理。护患沟通是一项专业技能，更是一门艺术，是护理人员敏锐的观察力、语言修养、人文素质、仁爱之心的综合体现。护患沟通之重要性已成为共识，但如何使护患沟通更具有可操作性，简便易行，易被患者、家属及护理人员接受是护理人员值得探索研究的课题。

本手册为《临床护理人员护患沟通技能培训方案的构建及实施效果研究》课题的研究成果之一。源于严谨的科研设计、临床一线的信息资源，凝聚了多位护理学专家及心理学专家的智慧与经验。

本手册的特色在其根据Calgary-Cambridge会谈指南构建护患沟通的框架，涵盖了从如何开始会谈到结束会谈每一个步骤内所需技巧及关键点的详细解析，并赋予具体实例，让读者一目了然，更利于理解与应用。在手册的最后，通过情景案例的模拟，为护理人员展示示范了各种情景的沟通方法，以使本手册成为临床护理人员护患沟通实践中实用性指导。

护理语言是护患交流中最基本、使用频率最高的重要工具。在各种场景下如何为患者提供人性化服务，体现人文关爱，如何表达语言和语言的内容至关重要。为使护理人员能灵活运用各类护理语言技巧，本手册根据各类岗位护理人员在不同场合、不同情况及与不同对象沟通的特点，设计了3类内容12种特定环节的语言表达策略和要求，并提供了各种语言表达范本，以供临床护理人员参考和选择应用。

护患沟通不仅仅是简单的信息传递，也是心灵的互动、情感的交流。笔者真诚地希望本手册能帮助临床护理人员克服沟通障碍，自信地建立一个护患彼此平等、宽松的心理环境和融洽的人际环境，让患者真切地感受到来自护理人员的尊重、理解、关爱及同理心，帮助患者正确面对疾病，促进患者康复。

2010年7月

目录

第一章　概述

Chapter One

1.1 沟通相关概念

概念

- **沟通（communication）：**
  - 是信息传与受的行为，发送者凭借一定的渠道，将信息传递给接收者，并寻求反馈以达到相互理解的过程。
- **治疗性沟通（therapeutic communication）：**
  - 在治疗性沟通中，信息发出者是护理人员，信息接收者是患者，要沟通的信息是医疗专业范畴的事物，其目的是为满足患者的各种需要，对患者的身心起到治疗作用，故称之治疗性沟通。
- **护患沟通（nurse-patient communication）：**
  - 是护理人员与患者之间信息交流和相互作用的过程。双方交流的内容是与患者的护理及康复直接或间接相关的信息，同时包括双方的思想、感情、愿望和要求。

1.2 医（护）患沟通的意义

良好的人际沟通是联络医护感情、护患感情及护护感情的纽带，是建立良好医（护）沟通的基石，是护理工作质量的保证。早在19世纪，护理专业的创始人南丁格尔女士就在“Notes on Nursing”一书中用整章篇幅论述护理工作中沟通的重要性。她指出，“要使千差万别的人能得到治愈和康复，这本身就是精细的艺术，沟通技巧至关重要”。

沟通技能是护理人员的核心能力之一。1999年，国际医学教育委员会制定的“全球医学教育最基本要求”中，详细地描述了医学院校培养学生必须具备的基本素质，包括7个领域60项指标，沟通技能是其中的一项重要指标之一。世界各医学院校及组织，如：英国医务委员会（General Medical Council，GMC）、美国医学院联合会（Association of American Medical Colleges，AAMC）、加拿大医学会（Association of Canadian Medical Colleges，ACMC）等均在其医学教育指南中强调教学和评价中沟通技能的重要性。自1998年起，美国的医学生在毕业前就需通过沟通技能考核；2005年，美国医学执照考试（United States Medical

Licensing Examination, USMLE）开始要求医学院校在医学执照考试的第二步中应用模拟患者进行临床评估，以考核医生的沟通技能。美国高等护理教育协会（American Association of Colleges of Nursing, AACN）在修订护理专业高等教育标准时，也将沟通技能作为护理专业教育中的核心能力之一。

有效沟通是构建和谐医（护）沟通的关键。自20世纪70年代起，世界范围内医学思想发生巨大变革，医学模式开始向生物—心理—社会转变，人们对健康的定义已不再局限于生理健康。随着我国经济的飞速发展、生活水平的不断提高及人们对健康定义理解的转变，人们的注意力不再局限于基础医疗技术水平，人们对医疗服务的需求及维权意识反而日益提升，对护患沟通能力及内容的要求也越来越高。由于医患之间知识与信息的差异，双方缺乏信任与理解、不能换位思考，沟通不力就成了医患矛盾的导火索。2005年2月6日国家卫生部公布的调查结果显示，在引起医疗纠纷的因素中，沟通不力占50.56%，服务态度不佳占33.61%，而真正因为技术水平欠缺引起的医疗纠纷仅占17.56%，可见，医患沟通在医疗纠纷的防范中占主导地位。经中华医院管理学会统计，全国有73.33%的医院发生过患者及家属辱骂、殴打、威胁护理人员的情况；59.63%的医院发生过因患者对治疗结果不满意而纠集在医院内围攻护理人员的现象；在已发生的医疗纠纷中，由于医患沟通不够，医（护）沟通不和谐导致的医疗纠纷约占总量的2/3。徐美玉等认为，医（护）沟通不协调的实质是信任危机，而信任危机的产生源于缺乏沟通。经过对目前护患纠纷患者投诉问题的分析，患者最不满意的主要不是技术问题，而是护理人员因缺乏耐心，解释简单，导致护患沟通障碍。有效的护患沟通可以建立护患间良性互动的桥梁，使相互得到最大程度的理解和信任，从而构建和谐的医（护）沟通，减少医疗纠纷的发生。因此，提高临床护理人员护患沟通能力，构建和谐的医（护）沟通，成为当前迫切需要面对和解决的问题。

1.3 医（护）患关系的基本模式

1956年美国学者Seaz和Hollender在《内科学成就》上发表的《医患关系

的基本模式》一文中提到了Seaz-Hollender医患关系模式，该模式将医（护）沟通归纳为三种类型：主动—被动型、指导—合作型、共同参与型（表1.1）。这种医（护）沟通类型划分模式是广泛被医学伦理学与医学社会学界所引用的一种典型的医患技术关系模式。

表1.1 Seaz-Hollender医（护）关系模式

医（护）关系类型	医（护）地位	患者地位	适用范围	类似关系
主动—被动型	主动地位	被动地位	重、急症等无意识状态	父母—婴儿
指导—合作型	指导地位	合作地位	急性病有意识患者	父母—青少年
共同参与型	帮助患者	主动参与	慢性病和心理治疗	成人—成人

1.3.1 主动—被动型（active-passive model）

该类型将患者置于被动地位、护理人员处于主动地位的一种模式。在这种模式中，护理人员具有绝对的权威，处于主动支配地位，而患者则完全被动服从护理人员的治疗方案。该模式常用于手术、麻醉等技术，适用于对意识不清、精神障碍、婴幼儿患者等的治疗与照护。而对于一般患者，由于该模式具有单向作用的特点，因此在整个治疗过程中不利于患者发挥患者的主观能动性。

1.3.2 指导—合作型（guidance-cooperation model）

是目前我国临床工作中最常见的医（护）沟通模式。该模式是一种通过护理人员主导，患者配合的过渡模式。在该模式下，护理人员的作用占优势，同时又适当调动患者的主动性。也就是说，在诊疗过程中，护理人员是主角，患者是配角。该模式常适用于对急诊患者的治疗与照护。一般这类情景发生在患者病情并不严重的情境下，患者神志清醒，有正常的感知能力，情感、意志和行为。由于疼痛或不适，患者处于疾病的痛苦中，因此主动寻求医疗帮助，并乐于配合。其不足之处在于，一旦患者未达到治疗期望值或发生不良并发症，较易引发医（护）沟通紧张，导致医疗纠纷。

1.3.3 共同参与型（mutual participation model）

是一种以平等关系为基础的医（护）沟通模式，医患双方都有共同的诊疗愿望、近似的同等权利，以平等关系为基础，双方积极配合，共同参与。在该模式中，护理人员和患者均为主动者，双方相互依存，作为伙伴共同合作，共同参与让双方都感到满意的活动，以加强医患沟通，促进诊疗过程的有效进行。在慢性病、身心疾病的诊疗及部分心理障碍的心理治疗与药物治疗过程中该模式的应用尤为重要。具体而言，护理人员在照护过程中应重视健康指导、使患者及其家属享有知情权，并参与照护方案的讨论和决策，以提高患者治疗的依从性并建立良好的医（护）沟通。

1.4 Calgary – Cambridge会谈指南

1.4.1 Calgary-Cambridge 会谈指南简介

Calgary-Cambridge会谈指南是由库尔茨（Kurtz）和西尔弗曼（Silverman）于1996年发展的一套医患沟通模式。该指南的特色在于整合了沟通教学中沟通的内容、过程及认知三类技能。根据该模式，传统的医学教学将这三类技能人为地分割成“传统医学病史”和“沟通模式”两种独立的会谈模式，而使学生面临矛盾的选择。因此，Calgary-Cambridge会谈指南将医患会谈归纳为开始会谈、收集信息、解释和计划、结束会谈、会谈过程管理、发展医（护）沟通这6个沟通过程（图1.1），并将70项沟通内容技能与这6个过程和目标框架相配合（图1.2），从而提供了一整套可按需使用的综合性技能指南。

虽然Calgary-Cambridge会谈指南最初针对的对象是临床医生，但它同样适用于临床护理会谈。在Calgary-Cambridge会谈指南中，除体格检查部分外，会谈包括两大技能和六个会谈阶段，其中过程技能包括四个阶段，全程技能包括两个阶段：

1. 过程技能

1）第一阶段：开始会谈

根据该指南，会谈最初的90秒对建立良好的医（护）沟通至关重要，在这

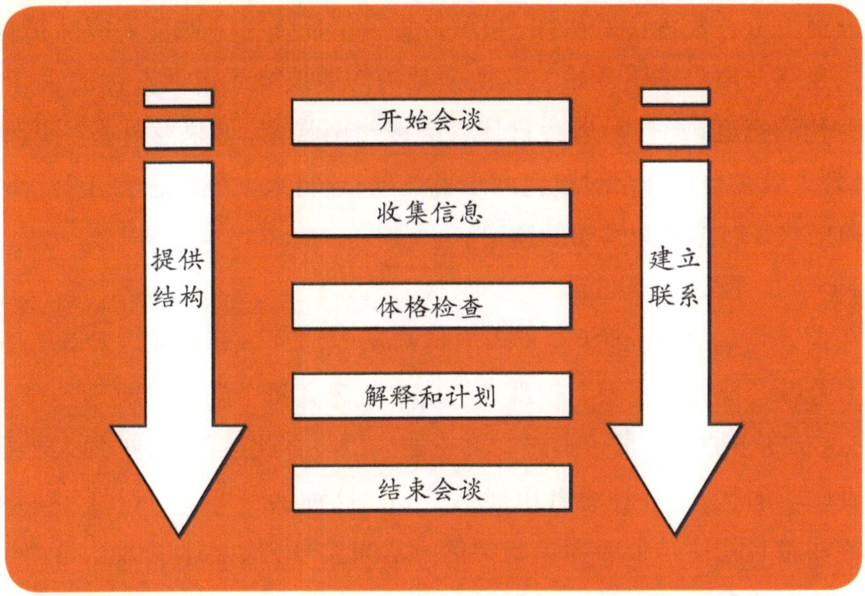

图 1.1　Calgary-Cambridge会谈指南基本框架

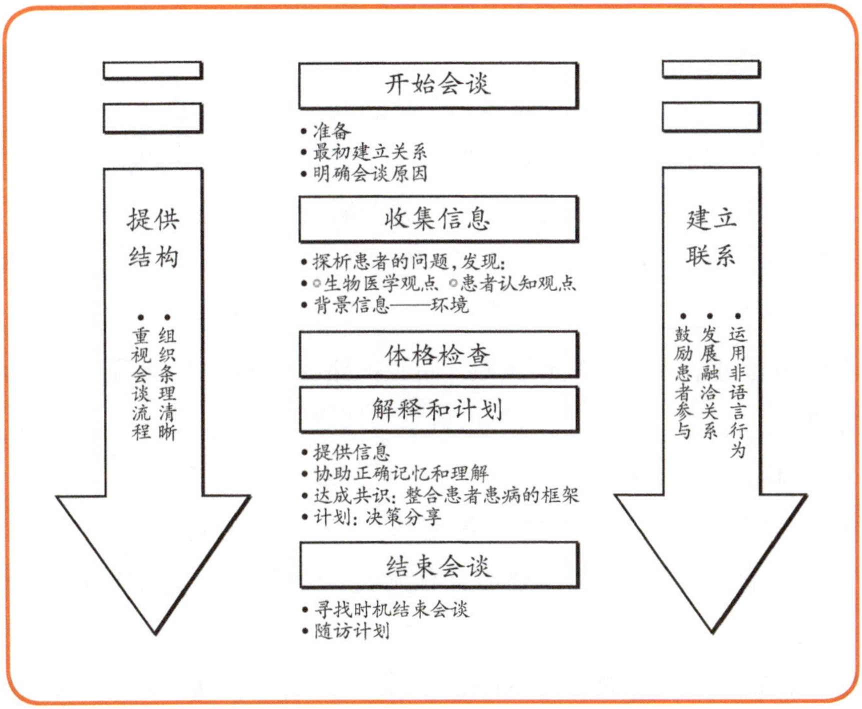

图 1.2　Calgary-Cambridge会谈指南扩展框架

期间决定了患者是否会喜欢你，甚至是否会信任你。会谈首先应从护理人员的自我介绍及角色说明开始。其他关键的沟通技能还包括友善的目光接触、彬彬有礼的态度、不打断患者自述等。该指南强调，如果意外发生迟到的情况，护理人员在自我介绍时就应向患者道歉，这将大大缓解患者在等待时所压抑的愤怒并开启护患间沟通的通道。

2）第二阶段：收集信息

在会谈收集信息的阶段，护理人员需从生物医学观点和患者认知观点两方面了解患者看病的原因。护理人员应寻找患者每个问题并鼓励其自述患病经历，这有助于护理人员了解患者真正的病因。在此过程中，护理人员要表现出认真倾听的状态，并让患者也能感受到。这种状态可以通过核实一些模糊信息或在患者陈述结束后简单概括等方法来实现，这能让患者觉得护理人员正认真地对待自己的问题。当患者离题时，护理人员同样能通过运用这些方法转移话题的方向。此外，该指南还指出，护理人员应关注患者对健康的信念，即患者的认知观点，包括患者的信念、顾虑和期望。

3）第三阶段：解释和计划

该指南中，解释和计划阶段强调了护患间“分享”的重要性，例如护理人员应与患者共同讨论可供选择的治疗方案。在解释阶段，特别当时间有限时，护理人员需主动了解患者想了解什么，并及时提供这些信息。计划阶段要重视决策分享，护理人员在做任何决策前均应向患者解释该决策的过程，用简明易懂的语言（考虑患者的教育、语言、文化背景等）清楚告知患者各类信息。护理人员可通过借助各类决策工具（如照护路径、决策树、流程图等）指导患者参与决策。

4）第四阶段：结束会谈

结束会谈时，护理人员要概括讨论的主要内容，明确会谈中达成的共识。核对患者的理解以及患者对重要信息有无理解的偏差，并帮助患者加强记忆。如有条件，护理人员可向患者提供书面材料或其他资源，如网站等，以利于患者今后获取更多信息。最后，护理人员需询问患者对会谈内容是否满意，是否还有其他问题等。

2. 全程技能

1）技能一：发展医（护）沟通

与患者开展良好的医（护）沟通需强调以患者为中心的照护理念。护理人员可以通过表现开放的状态、运用肢体语言、表达共情等来辅助沟通。护理人员要将患者视为整体的人来照护，而非仅关注于解决某个症状，例如在采集病史时，要专心关注患者，而非电脑屏幕。此外，还要重视患者的照护方案，鼓励患者共同参与讨论并贡献他们的想法。这些目标可以通过向患者介绍疾病的机理、分析各项检查目的等途径来实现。

2）技能二：提供会谈结构

提供会谈结构，即使会谈具有条理性和流畅性，包括在会谈中护理人员适时概括一些关键信息、对患者澄清一些模糊问题、核实自己的理解、明确处理方法等。

1.4.2 Calgary–Cambridge会谈指南的应用与发展

Calgary–Cambridge会谈指南发展至今，已广泛应用于全球许多组织的各层次医学教育中，其用途包括基础教学资源、评价工具及研究工具，并被翻译成荷兰语、法语、挪威语、西班牙语等语言。英国多达60%的医学院校都在使用该指南并开设医学沟通课程。Calgary–Cambridge会谈指南作为北美第二大沟通指南被大量应用于医学教学和评价中，如加拿大卡尔加里大学（University of Calgary）医学院本科沟通课程及住院和进修医师的继续教育课程均应用Calgary–Cambridge会谈指南作为课程中心内容。此外，英国剑桥大学（Cambridge University）临床医学院采用该指南作为本科生课程中医学会谈课程核心部分。

小结

本章介绍了沟通的相关定义、护患沟通的重要性、医（护）沟通的基本模式等概述性内容以及Calgarey–Cambridge会谈指南的概述和发展应用情况。

参考文献

[1] Sheldon K. Communication in oncology care: the effectiveness of skills training workshops for healthcare providers. Clinical Journal of Oncology Nursing, 2005, 9(3): 305–312

[2] Pallen N. Communication in nursing practice. Education and training, 2000, 12(1): 32–34

[3] 刘瑾. 护患沟通的发展现状，护理实践与研究，2008，5(3): 77–79

[4] 匡洪宇，邹伟，段鹏等. 加强实习医师医患沟通能力培养的探讨. 医学教育探索，2007，6(2): 154–156

[5] 李力佳，杨淑霞，张明. 对医患沟通和医疗纠纷的探讨. 河北职工医学院学报，2008，25(1): 108–110

[6] 徐美玉，赵建美. 加强儿科实习医师医患沟通能力培养的体会. 现代医药卫生，2008，24(15): 2370–2372

[7] Association of American Medical Colleges. Medical School Objectives Project, Report III: contemporary issues in Medicine: Communication in Medicine. Washington DC: AAMC, 1999

[8] Knowles M. The Adult Learner: A Neglected Species. Houston: Gulf Publishing, 1978

[9] Kurtz S, Silverman J. The Calgary–Cambridge referenced observation guides: an aid to defining the curriculum and organizing the teaching in communication training programmes. Medical Education, 1996, 30(2): 83–89

[10] Kurtz S, Silverman J & Draper J. Teaching and Learning Communication Skills in Medicine (2nd Ed). Oxford & San Francisco: Radcliffe Publishing, 2005: 12–15

[11] Silverman J. The Calgary–Cambridge guides: the "teenage years". The Clinical Teacher, 2007, 4(2): 87–93

[12] Copper N, Forrest K, Cramp P. Essential Guide to Generic Skills. Oxford: Blackwell Publishing Ltd, 2006

[13] Benson J, Britten N. Respecting the autonomy of cancer patients when talking with their families: qualitative analysis of semi-structured interviews with patients. British Medical Journal, 1999, 313 (7059): 729–731

[14] Watson M, Cleland J, Inch J, et al. Theory-based communication skills training for medicine counter assistants to improve consultations for non-prescription medicines. Medicine Education, 2007, 41 (5): 450–459

[15] Hammond M, McLean E. What parents and carers think medical students should be learning about communication with children and families. Patient Education and Counseling, 2009, 76 (3): 368–375

[16] Rosenberg E, Leanza Y, Seller R. Doctor-patient communication in primary care with an interpreter: physician perceptions of professional and family interpreters. Patient Education and Counseling, 2007, 67 (3): 286–292

[17] Harrison C, Hart J, Wass V. Learning to communicate using the Calgary-Cambridge framework. The Clinical Teacher, 2007, 4 (3): 159–164

第二章　开始会谈

Chapter Two

本章学习目标

- 建立支持性会谈环境，与患者建立护患关系
- 具备理解患者情感状态的意识
- 明确患者需要讨论的所有问题
- 就会谈的安排或计划与患者达成共识
- 与患者发展合作性关系，使患者能参与合作的过程

开始会谈的过程技能

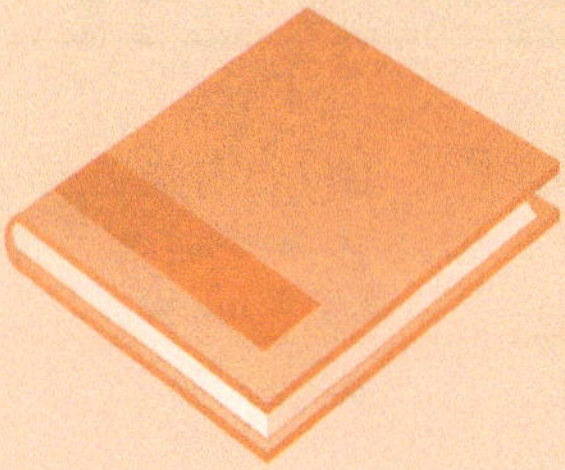

为会谈做准备

- 搁置手边其他工作及事宜，保持舒适的状态
- 为会谈做准备

开始建立护患关系

- 问候患者，询问患者姓名
- 自我介绍，介绍会谈的目的和性质，征得患者同意
- 表现出对患者的尊重，留意患者状态是否舒适

明确会谈的原因

- 明确患者所关注的问题，开始提问时适当运用“开放性问题”
- 专心倾听患者的开放式陈述，不打断患者，不用命令式语气
- 确认问题，甄别信息，并进一步询问
- 共同讨论照护方案，将患者的意见纳入考虑范围

2.1 为会谈做准备

在护患沟通的过程中，一些不确定的事件、未解决的问题或者焦虑情绪等影响因素往往会干扰护理人员，使之分心，而导致护患间沟通的障碍。例如，在临床工作中，护理人员们常常会出现这种情况，即虽然正在接待某位患者，但脑海中浮现的依然是与前一位患者沟通的情景，或仍然在思考刚接到的某个电话。这些想法、感受和行为很容易影响当前会谈的有效性。

基于这些情况，护理人员在开始与患者会谈前，可以通过做些准备工作，以集中注意力关注患者。切忌不可因为眼前的患者可能只是一天中接待的众多患者之一而忽略了这个过程，就患者而言，他们非常重视护理人员在会谈中的一言一行。

- 搁置手边工作及事宜——妥善安排暂时尚未解决的问题。
- 保持舒适状态——提前解决生理需求、避免处于饥饿状态、确保室温舒适等。
- 会谈前预习——必要时在会谈开始前，提前查找疾病资料、查看患者的病史等。

■ 在接待患者前完成以上准备——在接待患者时保持放松和关注的状态。

Ely的研究显示，在医生出现医疗差错的诸多原因中，诊疗匆忙和在会谈中分心最为常见。

2.2 开始建立护患关系

医疗环境中如何与患者打招呼的意义显而易见。以下将介绍一些日常工作中护理人员在与患者打招呼时可运用的沟通技能，可在患者形成对护理人员的"第一印象"中产生积极效应，减轻患者的陌生感和距离感，消除患者紧张和焦虑的情绪，并培养对护理人员的信任感。

2.2.1 问候患者、自我介绍

语言表达示范

"您好，我是您的责任护士张晓蕾，您可以叫我小张。"

在此需特别强调"自我介绍"的重要性，护理人员在日常工作中，由于各种原因，往往会遗漏或忽略这一点。另一方面，患者常常因为护理人员的这一疏忽，导致始终不清楚谈话的对象是谁，也不知道谈话的对象在自己的治疗团队中承担何

案例

病房的责任护士小张在与患者术前会谈时询问："下午麻醉科医生来看过您吗？"患者茫然："刚才有一个穿白大褂的人来过，和我讲了很多手术的注意事项，还叫我在这张纸上签了名，但我根本不知道他是谁。"从患者递上的"××医院麻醉前访视记录单"，护理人员才确认刚才那位来访者正是麻醉科医生。

角色。

对患者而言，如果不知道会谈对象是谁，或者不确定会谈对象的角色，患者不但会产生不安的感觉，同时会有碍护患沟通的有效性，从而影响治疗和照护的效果。

2.2.2 澄清角色及此次会谈的性质

护理人员非常有必要认真地向患者解释自己的角色并明确会谈的用意，征得患者的同意，切忌不可什么也不说，让患者云里雾里。

语言表达示范

"您好，我是您的责任护士小张，我可以坐在这儿吗？您今天刚入院，我们可以谈谈您的主要问题并做个简单的体检吗？整个过程需要20分钟左右。"

根据Maguire和Rutter的报道，80%的医学生在面对患者时，都未能充分地介绍自己或是解释来意。

2.2.3 获知患者的姓名

语言表达示范

"请问您叫什么名字？（停顿）您希望我怎么称呼您？"

当护理人员与患者彼此已非常熟悉时，这个步骤可以省略。但只要对患者的身份有丝毫质疑，仍建议护理人员能主动核对患者姓名与病史信息是否一致，必要时还应与患者核实具体的写法与读音。

> “您好，陈莉阿姨，我想确认一下，请问您是哪个chen，是耳东陈，还是禾呈？”

2.2.4 表现出对患者的尊重，留意患者状态是否舒适

在开始会谈时，护理人员对患者表现出关注和尊重，并适当辅以非语言行为是与患者建立合作性关系的基础。护理人员的这种举止会让患者感受到自己是被欢迎、被尊重及有价值的。值得注意的是，这部分内容需要护理人员在整个会谈过程中都充分留意，而不仅仅在会谈开始期。此处列举一些关于建立护患关系及运用非语言沟通技能的研究证据。

环境因素会影响到患者的生理和心理的舒适，包括座位、姿势、目光接触；护理人员的观点、态度和能力；其他如室温是否合适、患者穿着的住院服是否舒适、灯光是否过于昏暗或刺眼；在候诊区，是否提供患者阅读材料、健康教育资料或是鱼缸等环境装饰。

一般来说，坐在椅子上交谈对患者而言比较舒适，除非患者有疼痛、恶心、外伤等特殊情况。坐着交谈时，彼此坐位约呈90°，不平行、不对面，相距约1.2米，距离亲密但不私密，保持膝盖对膝盖的角度，而不是并排坐或直接面对面。

若患者躺在病床上，则抬高床头至45°左右，以保持双方平视的状态，使患者感到护理人员非常乐意与之交流。

> Sommer的研究显示，会谈中，双方若面对面坐在桌子两边，患者会产生一种恐惧、竞争的感觉或产生屏障效应。因为人们在沟通时，都期待与对方轻松的目光接触，而非无法逃避、太过直接的接触。

尽可能在患者衣着整齐时与之交流。如涉及敏感话题或隐私，要关门、拉床边围帘。即使不涉及患者隐私，护理人员也要有对患者隐私保护的意识，即环境因素也会阻碍或影响护理人员获得患者信息的准确性和全面性。

2.3 明确会谈的原因

当护理人员与患者相互介绍并建立最初的护患关系后，下一步就是探讨患者希望讨论的话题。

McKinley和Middleton的研究显示，几乎所有患者都对就诊行为有具体的需求，近一半的患者都有具体想咨询的问题，55%的患者希望得到特定的治疗，60%的患者对问题有自己的想法，40%的患者对自己表现出的症状都有具体的忧虑。毫无疑问，患者来医院求诊都是经过认真考虑，并希望能解决一些实际问题的。

Barry等一项针对就诊后患者的研究显示，在35位已就诊的患者中，只有4位表示在会谈中，医生讨论了所有的内容。

以下将列举一些在明确会谈原因中有助于护理人员更有效获得患者信息的沟通技能。

2.3.1 开放性提问

1. 首次接触——使用开放性提问方式询问患者

语言表达示范

暗示你想知道患者今天想讨论的问题：

"我有什么能帮到您？/我能为您做些什么？"

鼓励患者列出他们想讨论的所有问题：

"您想和我讨论什么内容？/您有什么问题来医院？"

极端开放的开始形式：

"嗯，开始吧。/好的。/是的。"或仅用肢体语言。

2. 后续接触

即使护理人员认为自己和患者已非常熟悉和了解，但在没有亲口询问患者的来意前，不要对患者的来访原因做出任何主观假设。事实上，患者的再次来访往往是因为出现了更为紧迫的状况，或是有别的内容需要讨论。

语言表达示范

"今天您希望和我探讨什么问题呢？"

"您现在情况如何？"，之后还需补充："您今天还有什么其他问题需要和我讨论吗？"

2.3.2 倾听患者的开场陈述

思 考

"倾听"通常被误认为等同于"坐着无所事事",成为一种被动而非主动的沟通方式。正如Egan在"Skills Helper"一书中提及:

有多少次你被别人抱怨"你根本就没在听我说什么!"那么,那位被指责者会很不舒服,"我在听,我能把您说的东西全部复述出来!"

事实上,人们所寻求的关注和倾听并不是对方复述的能力。因为就这方面而言,录音机就能完美地完成任务。而在人际沟通中,人们要的不只是这种"身体到位";他们需要的,是对方能达到"心理、社会及情感到位"。

事实上,仔细倾听包括了主动和精湛的技术性。

以下四种具体的专项技能可以帮助我们培养积极倾听的能力:

1. 等待时间(wait-time)

在会谈中,护理人员们常会因为关注自己想了解的问题而忽略了患者在说些什么,也可能因过于关注于思考如何组织下一个问题,而分散了倾听患者信息的注意力。有时,护理人员会打断患者,未能留给患者足够的时间来回答问题。诸多研究结果提示,在护患沟通中,当患者需要回答某个问题时允许其进行片刻思考,对整个会谈的开展十分有价值。

因此,护理人员在会谈中有效地使用等待时间,允许患者有思考时间,不打断患者提供更多叙述,那么护理人员就会有更多倾听和思考的时间,沟通也会更自如。

2. 促进性应答(facilitative response)

尽可能避免或不打扰患者的陈述会对会谈产生积极的影响。除了默默点头、面部表情,护理人员在仔细倾听时还应使用鼓励性语言来提示患者继续叙述他们的经历。

语言表达示范

"啊哈。"/"继续。"/"是。"/"嗯。"/"我明白。"

3. 非语言技能(nonverbal skills)

护理人员可以通过非语言行为提示患者自己正乐意地倾听,这些非语言行为会即刻强烈地暗示患者,提示患者护理人员对他们及他们的问题感兴趣的程度。

许多行为要素都属于非语言沟通技能,它们包括:

姿势、移动、距离、注视方向、目光接触、手势、声音暗示(语调、语速、音量)、面部表情、接触、外表及环境暗示(家具的摆放,光线明亮及室温)。

这些技能都有助于护理人员表现出对患者的关注程度以及促进护理人员与患者间支持性关系的建立。在护患接触过程中,无效的参与行为会封闭互动,也会阻碍关系的建立。

在所有非语言技能中,目光接触是最重要的。有时,因为要记录或者其他原因使用电脑,护理人员很轻易地就忽略了与患者目光接触。然而,缺乏目光接触会被患者误解为护理人员对其没有兴趣,从而会影响开放的沟通氛围。

Koch的沟通研究显示,当两者意见不一致或者矛盾时,非语言信息能起到比语言信息更重要的作用。

如果护理人员告知患者目前的信息时,语速很快的同时表现出厌烦的表情、忽略目光接触，此时，这些非语言信息就会胜出，患者会立即意识到护理人员时间紧张，不可能进一步详细交谈。

4. 提取语言和非语言暗示（picking up verbal and non-verbal cues）

另一个重要的倾听技能是提取患者的语言和非语言暗示。这不但需要倾听，还需要敏锐的观察。

> Tuckett的研究显示，患者会在非语言行为及间接语言中暗示其观点、忧虑和期待，而非通过直接明确的陈述。

暗示常常在患者说明自己问题时起到重要作用，因此，护理人员需要在会谈开始期起就能辨别这些暗示。错过这些暗示信息或者根据护理人员的理解而不向患者核实，这些都是危险的行为。经护理人员辨别的暗示和假设需要向患者经过核实并在会谈中得到确认。

2.3.3 甄别

甄别是指当护理人员找到了患者的所有问题后，采用自由回答的询问法，向患者有目的地进行确认的过程。

语言表达示范

这不是一种假设，而是患者在会谈中都提及的问题进行再次确认：

> "就是说，您最近出现了头痛，有时还会头昏眼花，是吗？还有其他什么问题困扰您吗？"

如果患者继续说明，则继续倾听直到他停止。

然后重复刚才的甄别过程，可以继续这样问：

"那么，您还感到疲乏和烦躁，怀疑自己得了贫血。除了这些，还有其他情况吗？"

当患者回答："没其他问题了，就这些了。"时，就该确认你的理解，同时提供机会使患者明白你的理解：

"那么根据我的理解，您出现了头痛头晕，感觉疲乏，烦躁易怒，常萎靡不振，而您担心是否得了贫血，对吗？""那么，您除了感到很疲乏和烦躁，并怀疑自己得了贫血之外，还有其他情况吗？"

这样的验证方法通常可以挖掘出与患者主诉相关的信息，但患者可能还有尚未透露的信息，为确保收集信息的完整性，可进行最后一次验证：

"我看得出，这些症状一定非常困扰您，待会儿我还会花些时间和您深入探讨。在这之前，我想再和您核实一下，您还有什么别的问题希望我能帮到您吗？"

之后，患者可能会提出第二个问题，如"呃，我最近咳嗽也很厉害"，或是某些社会性问题，如"我真的非常担心我的女儿"等。

如果不进行最后一次验证的话，护理人员很有可能在会谈的最后才发现这些问题，届时可能就会丧失思考和处理这些问题的最佳时机了。

2.3.4 议程安排

甄别患者的所有问题后，就很自然地过渡到和患者商榷并制定议程的阶段，这个方案需要同时考虑到患者和护理人员双方的需求。这里，我们一再强调护患间要建立良好的关系，即一种合作性的关系，这种关系必须是一种清晰的状态，患者充分参与其中，这样护理人员才能明确会谈该如何进行。

对护理人员来说，通过整理思绪可以避免漫无目的及不必要的提问，以确保资料收集时的完整性。对患者来说，结构性的会谈能为自己提供更多参与其中的机会，并为此负起责任。

语言表达示范

议程安排是构建会谈结构的重要部分，要进行优先排序并和患者共同商榷：

“现在我们开始讨论第一个问题，腹泻和发烧，接着再谈谈您的用药问题好吗？”

护理人员还可对议程进行如下补充：

“好的，现在让我们来谈谈您头痛的问题吧，接着再说说皮疹的事。最后如果可以的话，我想测一下您的血压及脉搏。”

如果时间不足，护理人员可以和患者进行如下协商：

“好的，我们需要处理您一系列的问题，但我不确定我们是否有足够的时间认真讨论全部，不如……如何？”

在协商优先次序时，需要权衡患者忧虑的次序和护理人员的专业理解。

“我知道，对您来说，关节炎是近来最困扰您的事情，不过如果您不介意，我希望可以先了解一下您上周开始的胸痛问题。”

小结

本章讨论了开始会谈的沟通技能，这也是所有会谈过程中最重要的部分之一。这些技能包括：为会谈做准备、建立最初的护患关系、明确患者的会谈原因，及共同商榷会谈议程。它们将直接影响护患会谈的三个重要目标：准确性、有效性和支持性。

在会谈的推进过程中，始终保持一个清晰的会谈框架非常重要。在详细探究患者的问题之前，问自己一些问题：

- “我是否完成了会谈第一部分的目标？”
- “我是否已经建立了支持性的环境并和患者建立了最初的护患关系？”
- “我是否发现了患者想要讨论的所有问题？”
- “对这些问题，在彼此相互理解的基础上，是否制定了会谈计划并和患者达成共识？”

完成这些任务，就能进入下一个“收集信息”阶段的学习了。

参考文献

[1] Ely J, Levinson W, Elder N et al. Perceived causes of family physicians' errors. J Fam Pract. 1995,40:337–344

[2] Maguire P & Rutter D. History taking for medical students. 1. Deficiencies in performance, Lancet, 1976,2:556-558

[3] Sommer R. Social parameters in naturalistic health research. In: A Esser (ed.) Behavior and Environment: the use of space by animals and men. Plenum Press, New York

[4] Mckinley R & Middleton J. What do patients want from doctors? Content analysis of written patient agendas for the consultation. Br J Gen Pract, 1999,49:796-800

[5] Barry C, Bradley C, Britten N et al. Patients' unvoiced agendas in general practice consultations: qualitative study, 2000,BMJ, 320: 1246-1250

[6] Egan G. The Skilled Helper: a systematic approach to effective helping. Brooks/ Cole,1990, Pacific Grove, CA

[7] Gazda G, Asbury F, Balzer F, et al. Human relations Development. A manual for educators. Allyn and Bacon,1995, Boston, MA

[8] Koch R. The teacher and nonverbal communication. Theory into Pract. 1971, 10: 231-242

[9] Tuckett D, Boulton M, Olson D et al. Meetings Between Experts: an approach to sharing ideas in medical consultations, 1985, Tavistock, London

第三章　收集信息

Chapter Three

本章学习目标

- 探悉患者的问题：生物医学信息、患者对患病的见解及其背景信息。
- 确保信息收集的正确性、完整性及共识性（彼此理解）。
- 确保患者感受到护理人员在认真倾听，且其所提供的信息和观点是受关注和被重视的。
- 建立护患间支持性沟通环境及发展合作性护患关系。
- 确保会谈的条理性；确保信息的有效性；让患者积极参与会谈。

收集信息的过程技能

探讨患者的问题

- 鼓励患者表达：鼓励患者用自己的语言讲述患病经历
- 提问技巧：包括开放式与封闭式提问技巧，适时地从开放式问题转移至封闭式问题
- 专心倾听：尽量让患者把话说完，不打断他，在提问后或中断患者讲述后继续时，给患者留一段思考的时间
- 辅助性回应：运用语言及非语言的回应技能促进患者应答
- 弦外音：理解患者的语言及非语言表达的弦外之音
- 澄清：对患者表述不清或需要补充之处进行澄清
- 适时概括：及时适时概括患者陈述的内容，验证自己的理解是否正确，鼓励患者及时纠正或提供更多信息
- 语言：使用简单通俗的语言提问与陈述，避免使用专业术语
- 信息汇总及确定事件发生的顺序

理解患者的想法

- 积极适时地探析及理解：

√ 患者的**见解**（如：信仰缘由）
√ 患者对每个问题的**顾虑**（如：担忧）
√ 患者的**期待**（如：患者对每个问题期待得到什么帮助）
√ **影响**——每个问题如何影响患者的生活

- 鼓励患者表达感受

3.1 疾病—患病模式

3.1.1 “疾病”和“患病”的定义

概念

- **疾病（disease）**
  - 指生化原因引起的疾病，与病理生理学有关。传统意义上护理人员的职责即是发现疾病的症状和潜在疾病的体征。

- **患病（illness）**
  - 患者病痛体验的独特经历——患者是如何察觉的、经历了哪些状况及如何应对等。这些见解不仅包括护理人员理解中的“疾病”，还包括患者的感受、想法、顾虑及疾病对生活的影响等，它可能包括患者患病期间的任何一个片段。

3.1.2 疾病—患病模式（the disease-illness model）

西安大略大学（University of Western Ontario）的麦克温尼（McWhinney）和他的同事提出了“转型临床方法”以代替传统医疗信息的收集。这种方法不仅需要护理人员理解患者的疾病，还要理解患者的情感，因此又被称为“以患者为中心”的医学会谈，以区分于“以医护为中心”的医学会谈。

“以医护为中心”的会谈是目前医护人员较常用的会谈方式。它是基于医护人员对疾病知识的理解优于患者的特点，故而存在患者的会谈中处于优势地位的一种沟通形式。医护人员在这类会谈中，一般仅从病理学角度向患者说明问题，即以陈述和告知为主的沟通形式。

“以患者为中心”的会谈则鼓励医护人员在会谈中同时考虑患者和自己的想法。在这种会谈中，医护人员与患者彼此处于平等的地位，医护人员将疾病相关的信息与患者分享，得到患者的反馈，并就取更多患者的观点和见解。只有通过这样，才能真正了解患者的想法，从而寻找解决问题的方法。

思　考

患者因车祸被撞送至入院的，主诉呼吸困难，胸部疼痛。医生为其进行了详细的检查后发现，除一处肋骨骨折外，患者并无严重的内脏损伤等威胁，故而接诊护士向患者说明：

“别担心，车祸中的撞击使您的两根肋骨骨折，不用做什么处理，您只需要平躺静养几周就会康复。”

然而事实上，患者并未能从这位护士的解释中得到任何释怀，并声称自己将很快死去。这是为何？

若护士能进一步了解患者对此事的看法后，即会发现：

这位患者在两周前，曾亲眼目睹一次交通事故。但当受害者亲人寻找目击证人时，他因一时怕麻烦而不愿作证。之后，他一直为此感到内疚，并认为这次的车祸是老天对他的惩罚，他也将随逝者而去。

若护士不去主动探析患者的这种想法，就无法真正意义上为患者解决问题，使患者不能认同护士的解释，引起对医（护）诊断的猜疑，而降低治疗及照护计划的依从性。

因此，“以患者为中心”的会谈形式，必须纳入患者对患病的理解，即“疾病–患病模式”的应用。

疾病–患病模式（图3.1）是一种具有较强操作性的信息采集沟通模式，在日常实践中能有效提高护患沟通效率。

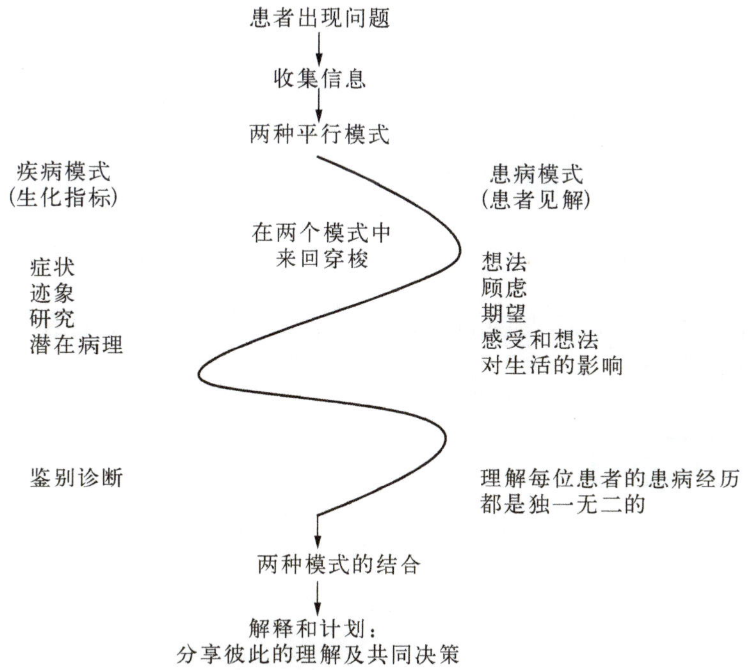

图3.1　疾病—患病模式

3.1.3 基于“疾病—患病模式”的信息收集模板

基于“疾病—患病模式”，Calgary-Cambridge会谈指南提供了一套信息收集的模板，不仅保留了传统医学病史中的所有内容，也涵盖了患者的见解等新内容（图3.2）。

需要发现的内容

生化指标角度——疾病
事件发生的顺序
症状分析
相关系统回顾

患者的见解——患病
观点和信念
顾虑
期望
对生活的影响
感受

背景信息——环境
既往史
药物史及过敏史
家族史
个人及社会史
各系统检查

图3.2　Calgary-Cambridge会谈指南信息收集模板

3.2 探讨患者的问题

3.2.1 鼓励患者表达

采用开放式提问的沟通方式收集信息，鼓励患者在会谈起就用自己的语言阐述相关问题。

语言表达示范

“谈谈您的头痛问题好吧？”

"从头和我讲讲您的患病经过好吗?"

以上示范的两个提问都是了解患者患病经历较自然的方式，患者能清楚了解护理人员提问的内容并按时间顺序提示所需信息的完整性。如此，护理人员在会谈最初就可清楚地把握事情发展的顺序，同时更好地理解患者的看法。

3.2.2 提问技巧

概念

- **开放性问题**
  - 是指导出一个探寻的范围，不过分限制或聚焦回答的内容，允许患者自由发挥。
- **封闭性问题**
  - 是指那些特定的，可以用"是"或"否"作为预期回答的提问，这种问题的答案被限定在很小的范围内，回答者不需要自由发挥。

建议：

从开放到封闭的圆锥体（open-to-closed cone）：从开放性问题开始，然后逐渐

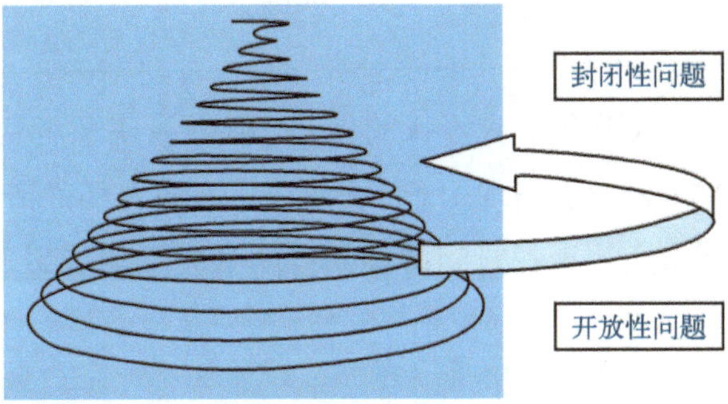

图3.3 从开放到封闭的圆锥体

过渡到封闭性问题，称为从开放到封闭的圆锥。护理人员首先采用开放性提问技巧，获得从患者角度所见问题的总体概述。然后，仍采用开放性问题提问技巧，但逐渐锁定于特定的问题。最后，采用封闭性问题提问技巧，以引出患者可能忽略的细节。

3.2.3 专心倾听

当患者在讲述自己经历时，护理人员需要专心倾听，不打断（关于倾听的技巧，详见第二章 2.3.2）。

3.2.4 辅助性回应

1. 鼓励

在护患会谈中，鼓励作为沟通技巧能促进患者表达。护理人员在专心倾听时，可以伴随非语言性的鼓励，如点头和面部表情的回应，还可以用语言性鼓励，这能使患者有信心继续讲述下去。运用非语言性的点头和面部表情，护理人员在专心倾听时还可以用口头鼓励的方式暗示患者，这能使患者有信心继续讲述。

语言表达示范

"嗯。/哦。/是啊。/接着讲。/我明白了。"

2. 沉默

在会谈中，运用沉默或停顿的技巧，可以促使患者贡献更多有价值的信息。如果患者在表达上出现困难，或者看起来陷入某种情绪困境时，更长时间的沉默也是恰当的。更长时间停顿的目的是鼓励患者表达出他们正在思考的内容或感受。

语言表达示范

患者："我有时也会想，我会不会得癌。"
护理人员：（沉默）
患者："其实，我爸爸当年就是得肺癌离开的。"

3. 重复

重复患者所说的最后几个字会鼓励其继续讲述。

4. 复述

语言表达示范

患者："我似乎觉得我现在的情况和我爸爸当年是一样的。所以，我想自己会不会是这个病。"
护理人员："您担心是癌症。"
患者："嗯，因为我的同事都说，癌症是会遗传的。"

护理人员用自己的语言重复患者表达的信息背后潜藏的内容或感受。复述可以帮助护理人员检验对患者真正意图的解读是否正确。

5. 分享想法

护理人员可通过与患者分享自己的想法，如告知患者提出这些问题的原因，鼓励患者参与到话题中，促进其应答。

语言表达示范

护理人员："和我谈谈您最近的胸痛问题吧。"（开放性提问）

患者:“胸痛是最近几周才加重的。我一直有消化不良,但都没这次这么严重。我感到这里刺痛,还老打嗝。”

护理人员:“是吗?还有呢?”(鼓励)

患者:“我怀疑这是不是因为我吃了治关节炎的药引起的,我吃过布洛芬。我最近关节炎发了,我必须吃,因为我要走路,要照顾我儿子。”

护理人员:沉默。(伴目光交流,微微点头)

患者:“护士,我儿子身体也不好,如果他的问题再严重的话,我真不知道该怎么应付。”

护理人员:“您怎么来应付呢?”(重复)

患者:“我答应他不再让他住院了,但现在我不知道还能不能做到。”

护理人员:“您在想,如果您儿子病情加重,您的体力不能胜任在家照顾他?”(复述内容)

患者:“体力没有问题,可是如果他24小时都需要我怎么办呢?”

护理人员:“也就是说,您担心您无法照顾好您的儿子。”(复述感受)

患者："是啊。"

护理人员："有时候，压力也可能会引起胸痛，我怀疑您是不是因为感到压力而出现这种情况呢？"（分享想法）

3.2.5 听懂患者弦外音

患者通常非常渴望告诉护理人员他们的想法和感受，但往往是通过间接的陈述或语言暗示，或改变一些非语言行为来表达其愿望。

Levinson等的研究表明，捕获患者弦外音并作出回应可以缩短就诊时间。当医生错过了回应患者弦外音的机会，其就诊时间要比积极回应延长3.5分钟。

3.2.6 澄清

澄清患者一些模糊的陈述，通常可以采用如下技巧：

语言表达示范

采用开放性提问技巧：

"您能描述一下头晕的具体情况吗？"

但有时，也可采用封闭式提问技巧：

"您说的头晕是好像房子在旋转那样吗？"

3.2.7 适时概括

语言表达示范

护理人员:“好的,可以判断一下我的理解是否正确?您以前有点消化不良,但最近几周新出现了一些问题,觉得前胸刺痛,有点嗳气,您怀疑是否是由止痛药引起的,对吗?”

患者:“是的,但我现在不能病倒,因为我还要照顾我儿子。”

3.3 理解患者的想法

3.3.1 积极适时探析及理解

1. 了解患者对疾病的见解

语言表达示范

“您觉得是什么导致您出现了这个问题?”
“您认为会发生什么事?”
“对这个问题,您是怎么看的?”
“您为什么会这样认为呢?”

2. 了解患者的顾虑

语言表达示范

"您担心是什么问题？"
"有什么特别或具体的事情让您操心吗？"
"您认为什么事是目前最让您担心的？"

3. 了解患者的期望

语言表达示范

"您希望我们能帮您些什么？"
"您希望接下来首先解决什么问题？"

3.3.2 鼓励患者表达感受

1. 提取和验证语言线索

语言表达示范

护理人员："您说您感觉自己很苦恼，您可以和我谈谈这方面的问题吗？"

2. 重复

语言表达示范

护理人员："苦恼？"

3. 提取并回应弦外音

语言表达示范

护理人员："提到您儿子时，我似乎能感受到您非常紧张他的身体情况。"/"我明白这件事对您来说打击很大。"

4. 进入情感领域

语言表达示范

护理人员："您能告诉我您感觉怎么样吗？"

小结

本章重点讨论了护患会谈在收集信息方面沟通的技能。根据"以患者为中心"的会谈原则，介绍了Calgary-Cambridge信息收集模式，强调了确保信息收集准确高效的沟通技能，包括提问技巧、倾听、概括等等，此外，本章节中还突出了探索患者对患病看法的技巧。

在转入下一阶段前，护理人员需要认真思考以下问题：

- "我已有效探讨了患者疾病方面的问题了吗？"
- "我了解并理解患者的看法和感受了吗？"
- "我了解了患者的背景信息了吗？"
- "我已真正正确理解患者所说的话了吗？"

一旦完成这些任务，便可以转向下一个"解释和计划"阶段了。

参考文献

[1] Kurtz S, Silverman J, Draper J. Teaching and learning communication skills in medicine [M]. 2nd ed. Oxford: Radcliffe Medical Press, 2005

[2] McKinley R & Middleton J. What do patients want from doctors? Content analysis of written patient agendas for the consultation. Br J Gen Pract. 1999, 49: 796–800

[3] Stewart M. Towards a global definition of patient-centred care. BMJ,2001,322:444–445

[4] Stewart M, Brown J, Weston W, et al. Patient-Centered Medicine: transforming the clinical method (2e). 2003, Radcliffe Medical Press, Oxford

[5] Mishler E. The Discourse of Medicine: dialectics of medical interviews. 1984, Ablex, Norwood, NJ

[6] Campion P, Butler N & Cox A. Principal agendas of doctors and patients in general practice consulations. Fam Pract, 1992, 9:181–190

[7] Epstein R. The science of patient-centred care. J Fam Pract, 2000, 49: 805–807

[8] Levinson W, Gorawara-Bhat R & Lamb J. A study of patient clues and physician responses in primary care and surgical settings. JAMA, 2000, 284: 1021–1027

第四章　解释与计划

Chapter Four

本章学习目标

- 为每位患者提供的信息（数量与类型）需进行评估
- 解释需便于患者理解和记忆
- 解释的内容需予和患者的认知有关
- 应用互动形式，确保就问题的理解与患者达成共识
- 支持患者共同参与制定照护方案，达到患者期望参与的程度
- 深入发展护患关系，提供支持性照护环境

解释与计划的过程技能

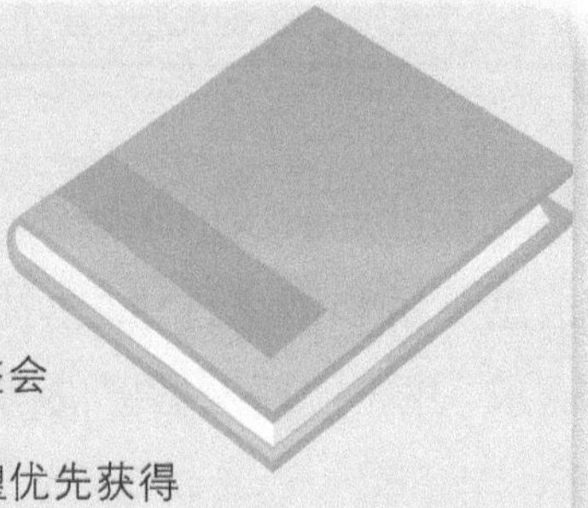

提供合适数量和类型的信息

- 信息分解与反馈确认：将信息内容分解后提供给患者，确认其是否理解，根据其回应调整会谈进度
- 寻求解释的切入点：提供信息前询问患者希望优先获得的信息，找到其最想了解的内容
- 询问患者信息需求（如：病因，预后等）
- 选择时机进行解释：　避免过早给予信息、避免盲目保证

协助患者准确记忆及理解

- 内容组织：将解释内容分成模块，表达时注意逻辑性与条理性
- 信息分类与提示标签的使用（如："今天我主要有三个内容想和您讨论，第一……。"）
- 使用重复和概括：起到信息强化的作用
- 语言：使用简明、易懂的陈述，　避免使用专业术语
- 应用可视手段传达信息：　图表，模型，宣传单或说明书
- 确认患者对信息（或制定的照护计划）是否理解及认可

达成共识：整合患者的看法

- 解释应结合患者的看法：与先前患者陈述的想法，忧虑和期待相联系
- 提供机会，鼓励患者参与：向患者提问，请其澄清或提出异议，并予以应答
- 捕获患者语言及非语言信息的弦外音：予以回应
- 了解患者的信仰、反应与感受：根据患者的个人观点，提供相应的专业解释，必要时予以认可和说明

制定计划：共同决策

- 适时分享自己的想法：与患者分享护理人员的观点、思考过程和面临的问题
- 邀请患者参与决策：
  提供患者建议和选择方案，语言表达避免命令式语气
  鼓励患者提出自己的观点和建议
- 探讨照护方案
- 了解和确定患者期望参与决策的程度
- 商讨护患双方能接受的照护计划
  √ 权衡利弊、考虑喜好、理性选择
  √ 尊重患者意愿
- 与患者核实、验证
  √ 患者是否接受计划
  √ 患者的顾虑是否已解释充分

4.1 提供合适数量和类型的信息

解释和计划阶段的关键之一就是如何评估和判断与患者分享的信息。如何在信息不足和信息过量之间权衡出精准的平衡点？如何探知每位患者的个性化需求，并在护理人员提供信息的过程中及时调整？

Waitzkin的研究显示，在65%的医患会谈中，护理人员低估了患者对信息的需求愿望；而在6%的医患会谈中，护理人员则高估了患者对信息的需求愿望。

4.1.1 信息分解与反馈确认

"信息分解" 并 "反馈确认" 是将大量的专业知识按不同的类型分解成信息量较小的模块后再向患者解释，并在表达的过程中做适时的停顿，以确认患者是否理解每部分内容，并根据患者的反应及时调整下一步计划。

信息分解与反馈确认是护患会谈中解释和计划阶段的重要沟通技能。这种技能的应用，护理人员不仅可以评估给予患者的信息数量是否合适，还有助于患者的准确记忆，达成护患间对信息理解的共识。

语言表达示范

护理人员："张女士，根据您描述的症状及您活动后和晚上喘息加重的表现，我们的医生基本判断这是哮喘的症状，所以会考虑给您一些对症的治疗，现在我先给您吸些氧气，以缓解一下您的气喘。"（停顿）"可以吗？"

患者："好的，我正喘得难受呢。"

护理人员:“接下来,我们改变一下卧位好吗?哮喘发作时半坐卧位可以使您呼吸顺畅些。”

患者:“好,那就试试吧。”

4.1.2 寻求与解释的切入点

在向患者解释相关的信息时,有一个关键性互动步骤,即评估患者已掌握的知识水平。如果不主动评估患者对疾病认知水平的基础,就无法确定所提供的专业信息应处于何种层次。

思 考

同样是新诊断为“糖尿病”的患者,一位是大学教授,另一位是手工匠。护理人员在向这两位患者解释糖尿病的诊断时,显然不能用一种表达方法。因为他们的理解水平和处理信息的潜在能力完全不同。

但是,如果不直接询问患者的既有知识而作出某种假定也同样是不可取的。

因为事实很可能是这样的:这位大学教授可能对糖尿病了解甚少,仅知糖尿病会导致失明,并影响他的职业生涯。而那位手工匠则从小就随患糖尿病的父母长大,对糖尿病了解很多。

语言表达示范

因此,在进一步向患者提供解释之前,首先要了解患者基本知识的掌握情况:

护理人员:“我不知道您对糖尿病了解多少?”

患者:“哦,我知道的不多,不过,我大学里的一个同事得了这个病。”

护理人员："如果我能大致了解一些您知道关于糖尿病的哪些知识，那我就可以更有针对性地给您指导。"

同样，了解每位患者对信息获取的总体意愿也非常重要。虽然大部分的患者希望我们能提供更多信息，但也有相当一部分患者并不希望一次获取大量信息。我们如何发现自己所面对的患者到底是信息的"挖掘者"还是"回避者"？

语言表达示范

护理人员："张先生，鉴于您的诊断，关于帕金森病的护理问题，我有许多健康教育的内容想和您分享。有些患者希望能一次了解很多这类知识，也有患者可能一时无法接受太多。我想知道，您目前是希望了解多少呢？"

患者："哦，护士小姐，说实话，今天我实在不敢肯定能听进去多少。或许，您让我先回家吃一段时间的药，让我适应一下，等下次门诊的时候我和妻子一起来，再向您请教，可以吗？"

4.1.3 询问患者的信息需求

Helman的研究显示，比起该如何治疗之类的信息，患者更想知道："我到底发生了什么？为什么会发生？为什么是我？为什么现在发生？如果不作处理会怎样？"而护理人员却常常会误解患者真正所需要获取的信息类型。

语言表达示范

凭空猜测每位患者对信息获取的个体需求是非常困难的，此刻，护理人员便可采取直接询问的方式：

护理人员："您还有什么问题需要我解释吗？或者，还有哪些问题是我没有说到的？"

患者："我这种病会传给别人吗？我的意思是，这病是传染病吗？"

4.1.4 选择时机进行解释

在护患会谈过程中，常会发生护理人员过早地给患者提供各类建议、信息，或为了安慰患者，提供一些没有根据的乐观保证。需注意的是，护理人员应等掌握了所需要的完整信息后再进行解释实为最佳时机。

案例

患者郑某因怀疑肠道病变需要做肠镜检查，护士在向其解释肠镜过程及说明检查前准备之后，患者表现出略微紧张，问道："护士小姐，这肠子弯弯曲曲的，万一插不进去，会不会戳破肠子？"

护士答："肠镜是很简单的检查，我们这里每天要做好多呢，您放心，不会有问题的。"

这位护士原本主观地希望安抚患者焦虑的情绪，然而事实上，第二天，这位患者在行肠镜至肛门30厘米处因无法耐受而终止进管，检查失败。

该检查失败的结果，便会使患者对护士的信任造成影响。

4.2 协助患者准确记忆及理解

如何使提供的信息更易于患者记忆和理解是解释与计划阶段另一个重要的沟通技能，通过使用一些结构组织性的沟通技巧能使信息提供更有效。此外，还需加上对语言措辞的恰当运用、视觉辅助及核实患者的理解程度等技巧。

4.2.1 信息分类与提示标签的使用

语言表达示范

护理人员:“我有三件重要的事需要和您解释。第一,和您解释一下我们对您疾病的理解。第二,说下您接下去可能还需要做的一些检查。第三,如果确诊后,您可能需要接受哪些治疗。那么,首先,……。”

在上述语言表达中,有两个处理过程。第一,将信息分类,使要传达的信息被分成若干部分,并使各部分之间遵循一定的逻辑顺序,即信息分类。第二,把信息分类的情况清晰地告诉患者,即语言提示。

告诉患者会谈的基本构架,能减少患者的不确定性和焦虑,而不确定性和焦虑正是阻碍护患间有效沟通及影响患者理解和记忆的重要因素之一。

Ley的研究证明,采用信息分类的方法,无论在实验室还是临床试验,患者的记忆水平均有提高,记忆率可从50%提高至64%。

4.2.2 使用语言提示标签

Ley的研究显示,若将医疗信息按先后顺序告知,先给予的信息交易被记住。可见,人们对听到的第一个信息记忆最深刻,即“首次效应”。另一个类似的标志是,如果在某项特定的信息标签上冠以“重要”的标签,也会有助于提高患者对护理人员观点的认知。

语言表达示范

护理人员:“非常重要的是,您要记住这个……。”

4.2.3. 使用重复和概括

重复技能有两个要素：护理人员对重点的重复、患者对信息的复述。

1. 护理人员对重点的重复

护理人员对重点的重复能帮助患者加强记忆。

语言表达示范

护理人员："好，我重复一下。您的真菌感染需要用药膏来治疗，您每天涂抹两次，连续用两周。如果不见好，再来医院看门诊。"

2. 患者对信息的复述

通过要求患者用自己的语言复述他们的理解，以检验患者对信息的理解，必要时护理人员应予以纠正。

> Kupst的研究显示，患者的复述结合护理人员的重复，可使患者的即刻记忆达到91%。

语言表达示范

护理人员："我知道今天和你说了很多信息，我担心可能没有表达清楚，如果您能复述一下就我们目前达成共识的部分，那将有助于我确认今天沟通的有效性。"

4.2.4 语言：简明易懂，避免使用专业术语

使用专业术语是沟通中的一种语言习惯。在护患沟通中，有些患者由于担心自己显得无知，很少主动要求护理人员解释。但事实上，在医疗环境中，即使简单的日常用语也可能模糊不清，或者某些方言的表达也可引发歧义，医

学术语更是如此。因此建议:

- 减少专业术语的使用
- 若要使用,应加以解释
- 尽可能使用短词、短语、短句

4.2.5 应用可视手段传达信息:图表、模型、宣传单或说明书

很多研究都表明,护理人员在解释信息时辅助使用图标、模型、宣传单和说明书,能够加强患者的认知和依从性。关于这类视听材料的使用有以下注意事项:

- 单独使用书面或视听材料,或将此作为与患者互动的代替物是不可取的,且效果不佳。
- 如果患者对材料中所使用的语言不熟悉如某些老年人并不能完全理解普通话,那么材料可能不适用。
- 如果患者是文盲,那么使用书面材料是适合的。

4.2.6 确认患者对信息(或者制定的计划)是否理解及认可

护理人员通过把信息分成若干部分后再传达给患者,每段之后稍作停顿,以确认患者是否已理解,并根据患者的反应调整下一步的解释计划进程。逐步向患者提供信息,患者就有充分机会做出反馈,护理人员也能接收到关于患者还需要的信息数量和类型的清晰信号。

4.3 达成共识:整合患者的看法

在上一节沟通技能的介绍中,我们提供了一些促进患者记忆的沟通技能。事实上,护理人员和患者的认知及以重要信息辨识往往并不一致。

4.3.1 解释应结合患者的看法

在“收集信息”章节,我们已强调,探析患者的想法、顾虑、期望和感受非

常重要。在本章节中，我们则强调，护理人员在向患者做信息解释、健康指导及制定照护计划时，也必需结合我们所了解到的患者对患病的见解，即在“疾病—患病模式”中的患病部分。如果护理人员的解释没有提及患者的个人想法、顾虑和期望，那么，患者对会谈的满意度及依从性均可能受到影响。

语言表达示范

护理人员：“您刚才提到，您担心自己可能是心绞痛……我知道您为什么这么想，但实际上我认为，这更像是肌肉的疼痛……，让我来解释为什么。”

4.3.2 提供机会，鼓励患者参与

如果“提供与患者看法相关的解释”是护患双方达成理解共识的第一阶段，那么第二阶段就是要发现并提出患者对护理人员现在正在提供信息的想法和感受。

语言表达示范

护理人员：“您还有什么问题吗？还有什么事情我没有谈到或者没有解释的吗？”

对于患者的回答，护理人员必须做出恰当的回应，以鼓励患者，使其感受到自己的意见对护理人员而言非常重要：

护理人员：“是啊，那是个非常重要的问题，您提的非常好。关于这个问题，我想这么和您解释……。”

4.3.3 捕获患者语言及非语言信息的弦外音

大部分患者会采用间接、含蓄的暗示表达他们的疑问和问题，而不是直接清楚地提问。因此，护理人员必须及时捕捉细微线索，以核实患者的真实含义：

语言表达示范

护理人员："您好像整个下午都不太高兴……，是因为知道了您目前的情况可能需要做手术吗？"

4.3.4 了解患者的信仰，反应与感受

语言表达示范

护理人员："我不知道，您知道消息后的感受如何……？"/"这个消息让您有什么担忧或疑惑吗？"

4.4 计划：共同决策

4.4.1 适时分享自己的想法

适当地与患者分享护理人员思维的过程、想法和面对的问题，对彼此都有益处。

- 降低患者的不确定感，建立双方相互理解的基础。
- 鼓励患者贡献他们的意见。
- 促使护理人员在提供信息时尽可能条理分明、清楚有序。

语言表达示范

护理人员："您的症状可能有两种解释，溃疡或胆结石。但根据目前对您的检查还不能确定是哪一种。所以医生说可能还需要做一些化验检查，进一步明确诊断……。"

4.4.2 邀请患者参与决策

1. 提供患者建议和选择方案，表达避免命令式语气

语言表达示范

护理人员："根据您目前的情况，您的营养状况不是很乐观，所以我们给您提供两个方案供您考虑：一是选择治疗性饮食来调整，过几个月再看看您的状况有什么变化，另一个方案您可以选择静脉补液提供必要的营养支持。"

2. 鼓励患者贡献自己的观点和建议

许多患者不愿意直接向护理人员表达他们的看法，因此护理人员应鼓励患者克服这些犹豫。

护理人员："您可能也想了很多。您现在看到的这些护理措施跟您想的一样吗？您还有何其他我们没考虑到的想法吗？"

3. 探讨照护方案

语言表达示范

护理人员:“我简要复述一下,我们现在有两种您可以选择的照护方案:一是通过治疗性饮食来调整;另一个方案您可以选择通过静脉营养支持。现在我们讨论一下这两种方案的优缺点好吗?”

4.4.3 了解和确定患者期望参与决策的程度

这部分的关键目标之一是让患者在其所希望的程度上参与决策的制定。

研究显示,近70%的患者希望参与决策,但仍有30%的患者更愿意将决策权交给护理人员。

因此,对护理人员而言,重要的是探明每位患者参与决策的意愿以及参与的内容和程序,并进行个性化指导。

语言表达示范

护理人员:“有几个方案我们可以尝试,每一个方案正如我之前所说,各有利弊。您有什么优先考虑的问题吗?”

护理人员:“在治疗帕金森病时有几种选择——什么时候开始治疗,使用什么药物,是否看专科医生。一些患者愿意参与这些决定,也有些患者更愿意让医生做主。那么您的希望是什么呢?”

4.4.4 商讨护患彼此能接受的计划

1. 权衡利弊，考虑喜好，理性选择

在共同决策模式中，护理人员不仅需要告知患者决策的事实，与其共同探讨各种方案的利弊及可能存在的风险更为重要，了解患者在决策过程中优先考虑的问题。在决策过程中，要向患者表明，其想法与护理人员的想法同等重要，通过这种途径达成的决策，患者更愿意接受。

2. 尊重患者意愿

我们主张的共同参与决策模式中，护患双方都能恰到好处表达其观点，但护理人员要谨慎地向患者提供意见建议以供患者参考，同时要注意倾听患者的意见并观察其反应。

语言表达示范

护理人员：“同时我已很明确地提出了我的建议，……，但对您是不是适合？我们需要再考虑一下，……，请告诉我您是怎么想的。”

4.4.5 与患者核实验证

在制订照护计划阶段的末尾进行最后的确认，以确保患者对护理决策是否接受、是否满意、其他想法顾虑及期待等是否均被充分考虑：

语言表达示范

护理人员：“现在，我能否知道您对这个计划还满意吗？”

小结

本章系统地介绍了一种互动式解释与计划的方法。沟通作为一种互动的过程，只有当发送者接受到他所传递的信息是如何被接收者解读、理解以及对接收者产生何影响后，这种交互作用才算完成。

本章节中，需要理解：

- 在护患双方的互动如何使护理人员发现患者的需求
- 请患者复述会谈中被告知的信息能增强其理解和记忆
- 护理人员需要鼓励患者提问、表达异议，适时澄清，以与患者达成理解共识
- 护士需要理解患者的想法后再有针对性地向患者提供解释和指导
- 护士需要尽可能鼓励患者参与到决策中

希望通过本章的介绍，护理人员可尝试在对患者作解释或制定照护的过程中，摆脱传统的沟通模式（即单向的信息给予），采用互动式的沟通模式，积极就某个信息与患者达成共识，并鼓励患者参与照护计划的制订。

参考文献

[1] Kurtz S, Silverman J, Draper J. Teaching and learning communication skills in medicine [M]. 2nd ed. Oxford: Radcliffe Medical Press, 2005

[2] Waitzkin H. Doctor-patient communication: clinical implications of social scientific research. JAMA, 1984, 252: 2441–2446

[3] Helman C. Feed a cold, atarve a fever-folk models of infection in an English suburban community, and their relation to medical treatment. Culture Med Psychiatry, 1978, 2: 107–137

[4] Ley P. Communication with Patients: improving satisfaction and compliance. 1988, Croom Helm, London

[5] Kupst M, Dresser K, Schulman J, et al. Evaluation of methods to improve communication in the physician-patient relationship. Am J Orthopsychiatry, 1975, 45:420

[6] Blanchard C, Labrecque M, Ruckdeschel J et al. Information and decision-making preferences of hospitalized adult cancer patients. Soc Sci Med, 1988, 27: 1139

第五章　结束会谈

Chapter Five

本章学习目标

- 与患者确认已制订的照护计划
- 护患就下一步计划达成共识
- 建立意外事件处理预案
- 提高患者依从性、促进患者健康转归
- 有效利用会谈时间
- 继续鼓励患者参与照护过程，使其感受合作性照护过程，为发展后期护患关系打下基础

结束会谈的过程技能

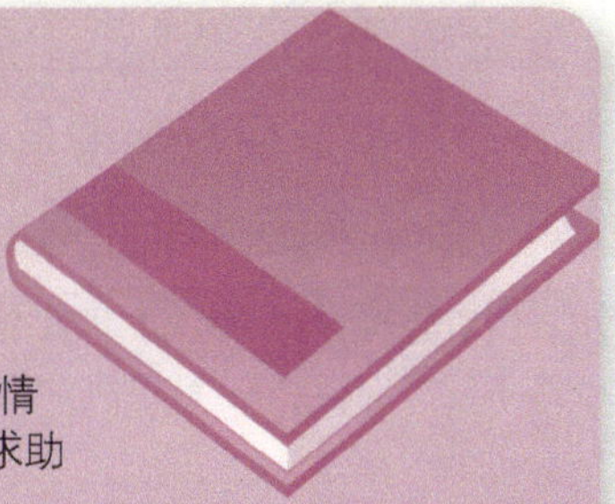

前期计划

- 确定计划：与患者确定下一步计划
- 安全指导：向患者说明可能出现的意外结果，若事情未按计划发展，该如何处理，需在何时求助及如何求助

结束策略

- 终末总结：简要概括整个会谈内容并明确照护方案
- 最后确认：最后确认患者已经认同并满意照护方案，同时确保患者是否还有更正、疑问或者其他事宜

5.1 前期计划

5.1.1 确定计划

护患双方共同协商制定下一步计划，并明确各自的角色和责任。护理人员要向患者说明各类治疗护理的结果，并告诉患者该如何应对，患者也需要确认是否认同这份照护方案。

语言表达示范

护理人员："我的造口门诊是每周四的下午，这是我的名片。根据我之前教您的使用方法，我给您的造口材料应该够您使用一个月。我建议您一个月后再来门诊随访一次，让我看看您的造口情况。"

护理人员："您的核磁共振的报告还未出来，估计明天会有结果，等拿到报告后，我会拿给医生看。如果检查有任何不正常，我会立刻根据您留下的号码打电话联系您。如果一切正常，请您一周后来医院门诊随访，顺便过来取一下您的报告。"

5.1.2 安全指导

制订意外事件应对预案是结束会谈过程中关键的一步，护理人员应告知患者：如果事情未能按原计划进展应如何处理，如何与护理人员联系，以及哪些特定症状是疾病变化的重要信息。

语言表达示范

护理人员："您今天出院，目前已是术后第两周。我们在试夹管2天后，也就是昨天，给您做了胆道造影，结果显示一切正常。您回家后再夹管2—3天，如果没什么不舒服的话，请第3天回医院拔管。但如果在这期间一旦出现发热、腹痛、黄疸这类情况，请立即来医院就诊。"

Neighbour（1987）认为，向患者解释可能意料不到的结果，及在何时如何寻求帮助，对医疗安全以及护患关系的促进，都非常重要。

思　考

护理人员告知一位正准备出院的患者："你扁桃腺发炎还未痊愈，所以会嗓子疼，你在用青霉素，效果会很好。"

事实上，患者用了几天青霉素并未如期起效。于是患者只能再去医院，结果被诊断为传染性单核白细胞增多症。这时他对出院宣教的护理人员感到不满。

如果护理人员在出院宣教时能告知患者一旦青霉素治疗无效，应及时复诊检查血象，这样患者对该护理人员的看法就会完全不同。

5.2 结束策略

5.2.1 终末总结

终末总结在会谈结束阶段非常重要。简要概括会谈内容，并就照护方案与患者达成共识，不仅能使护患双方有机会确认彼此讨论的内容，且能为患者提供提问和修正护患误解的机会。因此，终末总结是提高整个会谈过程中信息准确性的重要辅助方法，也有助于提高患者对照护过程的依从性。

语言表达示范

护理人员："那我再简单概括一下，这一年来您的血糖控制不太理想，很可能是您的体重增加引起的。如果您能控制体重，我们就比较有把握使您的血糖控制在正常范围内。我给了你一份刚才提到的锻炼计划，一个月后您再来复诊检视这份运动疗法的效果，可以吗？此外，您看还有什么补充吗？"

患者："嗯，好的。就像我之前说的，因为我丈夫心脏病发作之后给我打击太大，所以忘了锻炼，现在我丈夫病情好些了，我应该有时间出去运动运动了。"

5.2.2 最后确认

最后，护理人员需要确认患者对所制定的照护方案是否认可、是否满意、他们是否还有修改或疑问。患者这样的最终回答最佳：

语言表达示范

患者："没问题了，这样很好，谢谢！感谢您对我的帮助，您已回答了我所有问题。"

小结

本章讨论了结束会谈阶段所涉及的沟通技能。终末总结、确定计划、安全指导及最后确认，这些技能都有助于顺利结束会谈，建立护患双方理解的共识，并减少护患双方对于病情和未来期待的不确定性。

结束会谈的沟通技能可以使患者对护患双方皆认同的照护方案感到满意，同时清楚下一步该做什么，且对未来更有信心。

参考文献

［1］Kurtz S, Silverman J, Draper J. Teaching and learning communication skills in medicine［M］. 2nd ed. Oxford: Radcliffe Medical Press, 2005

［2］Neighbour R. The Inner Consultiation: how to develop an effective and intuitive consulting style. 1978, MTP Press Led., Lancaster

第六章　会谈过程管理

Chapter Six

本章学习目标

- 组织会谈过程，使会谈灵活而有序
- 促进患者理解，并使其明白会谈将如何进展
- 引导患者参与会谈结构过程管理
- 鼓励患者的参与和合作
- 促进信息收集和信息提供的准确性
- 有效利用会谈时间

会谈过程管理的过程技能

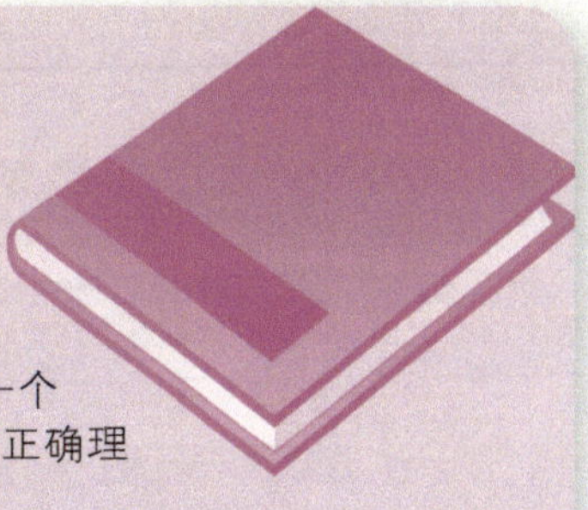

组织条理清晰

- 内部概括：在结束一个主题讨论准备转入另一个话题时，对上个话题予以概括，以确认自己已正确理解了患者的信息
- 过渡标识：从一个话题转入下个话题时，予以过滤性的提示

关注会谈流程

- 逻辑性：按逻辑顺序构建会谈的结构
- 时限：把握时间，会谈紧扣主题

6.1 组织条理清晰

6.1.1 内部概括

概括是护理人员在会谈中常用的一种沟通技能，以向患者提供清晰的语言总结。概括有两种：

内部概括：针对会谈中某一具体的部分进行归纳小结。

终末总结：在会谈结束前，简明扼要地归纳整个会谈。（详见第五章）

概括的作用：

- 归纳并回顾听到的内容
- 将信息有序地整理到“信息收集模板”中
- 了解还需收集、澄清哪些信息
- 留取时间考虑会谈下一步的方向
- 综合考虑患者疾病（disease）和患病（illness）的两个方面

当护理人员不确定下一步应该问什么或者未及时抓住患者提供信息的主题时，可以用概括来争取一些时间。在会谈中运用概括的技能，会产生非常效果及患者的回应，并寻找到合适的谈话路径，从而避免尴尬或明显的冷场。

语言表达示范

护理人员："我能否确认一下，我是否正确理解了您刚才所说的内容，您的双脚已经疼了好几个月了，尤其是走路的时候。您已经注意到早晨的时候您全身的关节都很僵硬，而且还常常觉得疲劳，对吗？"

患者："是啊，就是这样。我感觉现在照顾孩子已经越来越困难了。"

6.1.2 过渡标识

运用过渡标识，护理人员能将患者的注意力转向下一个将要讨论的内容，即告知患者会谈的下一步要将做什么，并且邀请患者一同思考、补充遗漏的部分。如果护理人员的理解发生了偏差，可以得到及时纠正。过渡标识的目的在于，使会谈从目前阶段进入下一个阶段，并解释进入下一个阶段的原因。

语言表达示范

护理人员："您提到的两点非常重要：第一是关节问题，第二是将来怎样照顾孩子。我们可以先讨论关节痛的问题吗？这也许能使我明白您关节痛的原因，然后我们再讨论照顾孩子的问题。这样可以吗？"

护理人员："因为您刚入院，我对您的情况不太熟悉，了解一些您的病史能帮助我为您制定更合适的照护方案。现在您可以谈谈您的情况吗？"

> 护理人员："我明白了您有些不舒服，但我需要了解您的医生给您开了哪些药，然后做个简单的检查，以便找出问题所在，可以吗？"

护理人员采用过渡标识，使会谈从一个阶段进入到下一个阶段，其目的包括：

- 使患者了解会谈已进行到哪一步；
- 与患者分享你的想法和需求；
- 在进入下一阶段讨论话题前，征得患者允许；
- 使护患双方都明确会谈的结构。

总结和过渡标识的使用可共同为患者提供一个清晰的会谈结构，使患者更易理解并进入结构过程，这远优于通过封闭性问题来设计结构，后者会让患者对会谈的过程一无所知。

6.2 关注会谈流程

6.2.1 逻辑性

当护患间明确沟通的主题及逻辑顺序，达成共识后，护理人员需要逐步引导患者开展会谈，随着会谈的展开，护理人员应使会谈始终围绕着能让患者明白易懂的逻辑顺序进行。

对于护理人员而言，达到这个目的的关键方法是在头脑中始终保持清晰的会谈结构。通过运用过渡标识使会谈的一个阶段转入下一个阶段，可以帮助护患双方高效准确地完成信息收集。

6.2.2 时限

在会谈过程管理中，护理人员需运用的另一项重要技能是时间限定。时间管理在医疗环境中，一直备受关注。不仅是护理人员，许多医务人员都难以把握如何在有限的时间里尽可能高效地完成会谈。在有限的时间内满足护患双方所有的需求，并非易事。因此，在会谈中要有效地管理时间，安排各阶段的时限，从而平衡会谈每个阶段所占用的时间。

小结

本章节讨论了会谈进程管理的技能。这些技能包括护理人员该如何清楚地让患者明白会谈的结构；如何通过运用过渡标识，使患者明白即将讨论的话题；使患者明白会谈的结构顺序等。

结构设计的技能可以使护理人员在安排会谈时内容井然有序，让患者感到舒适。

参考文献

Kurtz S, Silverman J, Draper J. Teaching and learning communication skills in medicine［M］. 2nd ed. Oxford: Radcliffe Medical Press, 2005

第七章　发展护患关系

Chapter Seven

本章学习目标

- 构建和谐氛围，使患者感受被理解、被尊重、被支持
- 建立护患间的信任感，为发展良好照护关系打下基础
- 使会谈各过程达到准确和有效
- 构建融洽的护患会谈氛围
- 建立并维持一种持续性的护患关系
- 使患者参与到照护方案中，促进护患间理解共识，并感觉舒适
- 减少护患间潜在的冲突
- 增加护患双方对沟通的满意度

发展护患关系的过程技能

使用恰当的非语言沟通

- 恰当的非语言行为：
  √ 目光接触，面部表情
  √ 姿势、位置、举动
  √ 声音：如语速、语音、语调
- 使用笔记：若要读笔记、写笔记或使用计算机，应注意避免干扰会谈或和谐的气氛
- 捕获患者非语言的弦外音，验证并适时予以确认

构建和谐氛围

- 接受：接受患者的观点和感受，不带任何主观评判
- 共情：设身处地地理解患者的感受或处境，认可患者的观点和想法
- 支持：
  √ 表达关心、理解、协助的意愿
  √ 认可患者付出的努力和恰当的自我照护
  √ 与其建立合作性的护患关系
- 敏感性：谨慎处理令人尴尬和烦恼的话题及个人隐私，包括体格检查等问题

使患者参与会谈过程

- 分享想法：与患者分享想法，鼓励患者参与到会谈中
- 解释疾病信息：解释患者疑问或其他方面的信息，避免表现出主观臆断
- 检查：在各项检查期间，解释操作过程，征得患者许可

7.1 使用恰当的非语言沟通

7.1.1 恰当的非语言沟通行为

护理人员需要像关注语言的表达影响一样关注患者非语言互动的效果。

护理人员要从患者的说话方式、面部表情、身体姿势和情绪中识别出非语言的弦外音。同时，也要意识到自己的非语言行为，包括如何恰当运用目光接触、位置、姿势、举动、面部表情和声音等，这些都会影响会谈的成功（表7.1）。

表7.1　常见的非语言沟通行为

肢体语言	姿　势	坐、站、挺直、放松等
	距　离	空间的使用、交流者之间的空间距离和位置等
	接　触	握手、抚触、体检时的身体接触等
	身体举动	手和胳膊的姿势、坐立不安、点头、脚和腿的移动等
	面部表情	扬眉、皱眉、微笑、哭泣等
	眼部行为	目光接触、注视、瞪视、斜视、藐视等
	声音弦外音	音调、语速、音量、节奏、沉默、停顿、语调等
时间	时间的使用	早、晚、按时、超时、匆忙、延迟应答等
空间	环境线索	地点、家具布置、灯光、温度、颜色等
其他	仪表仪容	衣着、打扮等

思　考

当护理人员无法同时观察到患者的非语言行为时，其语言表达极易被误解。如在电话沟通时，人们会遭到很多误解，因为在电话沟通中失去了太多的非语言线索。

语言沟通时，若有意识地使用非语言沟通，可以减少大量沟通中的不确定性和误解。*“你对那个计划满意吗?”*，伴之目光接触、双手摊开以及一种询问的面部表情，可表现护理人员对患者的诚意。同样的语言表达，如果换一种形式，如伴随着合上笔记本、快速扫视一眼患者然后转移视线，则会暗示患者这是护理人员并不想知道答案。

沟通研究表明，当语言信息与非语言信息两者不一致或相互抵触时，非语言信息会压倒语言信息。

7.1.2 使用笔记

在护患沟通过程中，护理人员常常会在和患者说话的同时翻看患者的病历或其他文件。此时，就无法与患者进行目光接触。目光的接触可以使患者推测护理人员是否参与正在倾听。因此，在目前越来越多使用计算机的情况下，护理人员要控制目光离开患者的时间，把握与患者目光接触的持续性与间断性的平衡，以确保沟通的有效性。

7.1.3 捕获患者非语言的弦外音

捕获患者的非语言弦外音，不仅有助于护理人员理解疾病对患者情绪上的影响，而且对于整个照护过程也有重要意义。因为通常患者通过非语言暗示表现出的情绪问题，才是躯体症状的根本原因。关于捕获患者非语言弦外音的具体内容，请参见第三章。

7.2 构建和谐氛围

7.2.1 接受

在第三章中，已强调过理解患者看法的重要性。需要探知患者想法，包括他们的见解、顾虑和期望，以及他们感受的需要。但得知了患者的想法和感受之后，护理人员的第一反应是什么？ Briggs和Banahan提出的“接受”这一概念建议：护理人员对患者表达看法后的最初反应不应是立即安慰、辩驳或甚至同意，而应是对于患者的表达给予“接受性的反应”。

1. 接受性反应

概念

- 也称为“支持性反应”或“认同性反应”，接受性反应提供一种实用且特殊的方式：非评判性地接受患者所说的内容、承认患者拥有自己的想法和感受的合理性及重视患者的作用。

无论它们是什么，无论患者的想法或情绪是什么、出自何处，接受性反应所强调的是，承认并接受患者的情绪和想法。值得注意的是，这里所说的接受并不意味着护理人员必须同意患者的想法，而是去倾听并且承认患者的情绪或者观点。这种方法对于建立护患关系很有效，因为它通过对患者看法的理解而建立了一个护患之间信任的基础。接受是信任之源，而信任是护患关系成功的基石。

会谈初期就不加评判地接受患者的想法和感情可能并不容易，尤其是当护理人员的认知与患者的想法不一致时。但护理人员可通过承认和重视患者的观点，而不是立即用自己的意见反驳，就可以给患者以支持并增进与患者的关系。该沟通技能的核心是承认患者有权力拥有自己的想法和感受。这样有助于患者理解：对疾病有自己的想法和情绪是合理的；向护理人员表达出来也是重要的，因为只有这样，护理人员才能意识到并重视自己的想法和需求。

2. 接受性反应的技能

案例

患者："我想我可能得了癌症。最近我肚子胀得很难受。"

护理人员（1）："所以，你担心你胃肠胀气是由癌症引起的"。（通过命名、重申或总结，承认患者的想法）

护理人员（2）："我能理解你想搞清楚这到底是怎么回事"。（通过使用一些合适的点评，承认患者有权利这样感受或思考）

护理人员（3）：当患者停顿时，使用耐心的沉默和恰当的非语言行为，制造一个空间，使患者表达更多。

患者："是的，护士小姐，你知道吗？我的母亲40岁时死于肠癌，我记得她经常肚子胀气，所以我很害怕也得这个病。"

3. 对患者的感受和情绪作出反应

案例

当一个丧偶的患者说起她去世的丈夫，"我对他很生气，他怎么可以这样丢下我不管？他甚至没留下遗嘱"。

这时可以考虑这种接受性反应：

护理人员："所以，你对丈夫丢下你不管并且没留遗嘱而生气。我能明白这肯定让你很伤心。"（暂停，给患者时间和空间继续诉说）

患者："是的，是这样。我现在很孤独，而且很生气他丢下我就去了，后来，我又为生他的气感到内疚。我是不是疯了，护理人员？"

护理人员："你出现的这些强烈情绪确实需要我们为您做心理调适的——我很高兴你能表达出来。"（暂停）

7.2.2 共情

概念

- **共情（empathy）也称同理心。按Rogers的观点，共情是指能体验他人的精神世界，如同体验自身精神世界一样的能力。共情是能够理解和分担对方精神世界中各种负荷的能力，要求护理人员能够进入患者的精神世界，就如同自己的精神世界一样，以期更好地理解需要帮助的个体。**

共情的关键不只具有是敏感性，而且要明白地向患者表明这种敏感，以便患者能意识到护理人员的理解和支持。护理人员仅仅设身处地地去想是不够的，还必须表现出来。通过向患者表达共情能缓解患者在患病时的孤独感，具有极强的治疗功效。

共情的表达胜于千言万语。在回应患者的感受时，护理人员对面部表情、距离靠近、抚触、语调或者沉默的运用，都能清楚地向患者表明，护理人员对他们的处境是能敏感理解的。

语言表达示范

"我看得出，您丈夫记忆的丧失让您难以接受。"

"我能体会到要您谈这个话题有多困难。"

"我能感受到您对自己的疾病有多烦恼。"

"我能看得出您被疾病搞得非常心烦。"

"我能理解，知道疼痛还可能不断反复，对您来说一定很害怕。"

7.2.3 支持

1. 表达关心、理解、协助的意愿

语言表达示范

关心：

"您的胳膊现在由绷带固定着，我担心今晚您回家后，一些生活琐事可能无法处理。"

理解：

"我当然理解您对于医院取消了您的手术有多生气。"

愿意提供帮助：

"如果还有什么我能为您做的事情，请告诉我。"

或者：

"虽然我们不能治愈癌症，但我可以帮您处理癌症所引起的症状，所以，如果发生任何事情，请立即告诉我。"

2. 认可患者付出的努力和恰当的自我照护

语言表达示范

"我认为您在家里处理得很好，尽管还有一些专业问题需要帮助。"

3. 与患者建立合作性的护患关系

语言表达示范

"我们必须一起努力来战胜疾病，让我们一起来看看有哪些可选择的方法。"

7.2.4 敏感性

语言表达示范

"我注意到您刚刚皱了下眉，是否有什么不适，可以告诉我吗？"

7.3 使患者参与会谈过程

7.3 1 分享想法

对患者和护理人员而言，相互理解非常重要。故采取哪些步骤以保证会谈中的沟通有效开展是一种互动而不是单向传递。诸如在信息收集中适时运用概括以及在信息传递中核对理解等技能，不仅可以保证信息的准确性，还可以通过鼓励互动过程，起到促进患者自愿开放自我的作用。

语言表达示范

适当与患者分享想法能鼓励患者积极参与照护过程：

"现在我在想，您这只胳膊的疼痛到底是由肩还是脖子引起的。"

或者：

"有时候很难判断腹痛到底是身体疾病，还是由于紧张引起的。"

这种分享想法的方式，不仅能使患者理解护理人员提问的原因，也有助于挖掘更多患者的信息。

患者："护士小姐，您刚才说腹痛也许是紧张引起的，我想这可能是对的，最近我和我儿子关系很紧张，我不知道怎么办。"

7.3.2 解释疾病信息

通俗的解释，能减少患者的不确定性。如果对疾病信息不加以解释，许多医学专业问题和检查手段对患者而言都是神秘的。

思　考

护理人员在了解一位有胸痛病史的患者时，问：

"您睡觉的时候垫几个枕头？"

这对于患者来说显然完全不着边际。护理人员为什么询问睡眠习惯问题呢？其实可以这样问：

"您晚上躺平的时候会觉得喘不过气来吗？"

如果有必要，再紧跟一句：

"您是不是得垫好几个枕头才觉得好受一些？"

7.3.3 检查和操作

身体检查和护理操作时，实施每个操作前应征求患者允许，这不仅是一种基本的礼貌，护理人员也可借此向患者表明其能敏感地发现患者潜在的困惑，故能促进护患关系的发展。

小结

本章讨论了发展护患关系的技能，这是一项关乎会谈成功与否的核心技能，这也是所有会谈过程中最重要的部分之一。

贯穿整个会谈过程，护理人员必须对发展护患关系的技能特别重视。牢记Calgary-Cambridge会谈指南中这部分的沟通技能，有助于促进护理人员更准确、更高效、更和谐地完成整个会谈过程，从而为发展持续和谐的护患关系打下基础。

参考文献

[1] Kurtz S, Silverman J, Draper J. Teaching and learning communication

skills in medicine [M] . 2nd ed. Oxford: Radcliffe Medical Press, 2005

[2] Friedman H. Non-verbal communication between patient and medical practitioners. J Soc Issues. 1979, 35: 82–99

[3] Hall J, Harrigan J & Rosenthal R. Non-verbal behavior in clinician-patient interaction. Appl Prev Psychol, 1995, 4: 21–35

[4] Korsch B & Harding C. The Intelligent Patient's Guide to th Doctor-Patient Relationship. 1997, Oxford University Press, New York

[5] McCroskey J, Larson C & Knapp M. An Introduction to Interpersonal Communication. 1971, Prentice Hall, Englewood Cliffs, NJ

[6] Briggs G, Banahan B. A Training Workshop in Psychological Medicine for Teachers of Family Medicine. Handouts 1–3: therapeutic communication. 1979, Society of Teachers of Family Medicine, Denver, CO

[7] Gibb J. Defensive communication. J Commun, 1961, 3: 142

第八章　典型案例分析

Chapter Eight

8.1 典型案例分析

模拟患者（simulate patients）是指由健康人来扮演患有某些特定病症的患者，这些假患者根据既定的演员脚本，能够相当准确地模仿相应病例的症状，包括走路的姿势、身体的动作、疼痛的程度、面部的表情、疾病的自述等。由于模拟患者具有能反复重现相同情景的特征，同时又不会引起医患伦理纠纷，使护理人员置身于安全的互动过程，因此在医学教育中应用相当广泛。

在护患沟通技能的教学中，模拟患者以其较高的表现一致性等优势，也越来越多地被教育者引入。模拟患者根据事前设计的演员脚本，扮演具有某种特征的患者，护理人员则根据这些“患者”表现出来的症状，开展询问病史、判断病情、制定照护计划、解释宣教等沟通任务。

8.2 模拟患者操作指南使用说明

本实践操作指南仅供用于护患沟通技能操练设计的模拟患者使用，本章节共设计了六则临床较为典型的沟通案例。案例的模拟患者操作指南均包括患者基本信息、环境、患者病史三部分。

其中，第一部分患者基本信息包括患者的姓名、性别、年龄，目前存在的主要问题及护理人员需要解决的沟通任务。这部分内容为护理人员提供了患者信息，旨在让护理人员对患者有个初步的认识，以便开展后续沟通。

第二部分环境与背景信息即患者在模拟场景中的状态，包括即刻时间、所在病区、病室环境及患者的目前状态等。这些信息旨在让模拟患者把握角色的即刻状态。在该部分内容的描述中，均使用第二人称（您），以促进模拟患者尽快进入角色。

第三部分为患者病史，借鉴Calgary-Cambridge会谈指南的资料收集模板，此处主要从患者的角度设计，分别从患者的生物医学信息、患者的见解及患者的背景信息三部分构建角色，该部分同样以第二人称（您）进行描述。在“生物医学信息”

中，以时间先后顺序呈现患者疾病的发展过程，并对某些核心信息进行扩展说明。“患者的见解”部分是指患者个体对疾病的理解，包括对疾病的想法、目前的忧虑、对治疗及护理的期望和当前的感受等。这部分内容，以护理人员常用的提问形式诠释，以期让模拟患者更易把握角色。“背景信息”是对患者基本信息的补充，包括患者的生活、工作、情感、主要家庭关系及社会相关信息等。通过这部分的设计，希望护理人员能有结构地开展沟通会谈，从而全面掌握患者的信息。

此外，在一些涉及具体细节的信息、容易引起困惑或需要特别注意的环节，将用“★”进行标识，以提示模拟患者当面临一些特殊情况时，应如何处理。需注意的是，标识的信息仅需在护理人员提出相关问题时回答，若护理人员未提及，模拟患者无须主动提供。

案例1　与胃十二指肠溃疡伴抑郁情绪的患者沟通

1. 患者基本信息

郑惠兰，女，35岁，昨天下午入院，入住消化科VIP单人病室，情绪低沉、不爱言语。自述有慢性胃病史，几天前发现黑便。近几月常感有疲惫感。昨日入院时接受了初步评估，并做了相关检查：血常规、大便隐血试验、胃镜。

现各项实验室检查报告已出结果，血常规示：血红蛋白和红细胞略低；大便隐血试验示：阳性；胃镜示：十二指肠胃球部溃疡。

作为护理人员的任务是向患者作自我介绍，完成一份详细的护理评估，告知患者相关实验室检查的结果，并解决患者当前的问题。

2. 环境与背景信息

昨天下午，您住院进入某三级甲等医院的消化科病房接受住院治疗（您住的是单人病房）。现在是下午2点，您安静地坐在椅子上，目光低垂，双手随意地放在大腿前部，有时会双手相握。从昨天至今，除做了些常规检查外，没有接受其他治疗。

谈话时，您很少与人有目光接触。当护理人员与您交谈时，偶然您也会抬头，但目光会穿过护理人员并不与其有任何目光接触，或是看着她的左边或右边。言语间，您会深深地叹气，轻声地哭泣。当被提问时，您总会沉默一会儿再回答，因为您总想把所有的想法都合在一起表达。

（★您在述说病情信息时，请把握抑郁情绪的特征，即掌握不问不答的原则。）

3. 患者病史

3.1 生物医学信息

您患胃疾多年，平时不太关注。大概高中（17岁左右）的时候，一到考试期间，就会发病。当时看过医生，说可能是由于精神紧张引起的胃炎，之后发作时都服用氢氧化铝，基本能缓解。（★若护理人员问："那您以前有胃病吗？"，请先回答："小时候也有。"；如果她继续追问："大概什么时候？"您再回答："上高中的时候。"）大约五年前有一次您胃部不适特别严重，您去了本市的某三级甲等医院做了胃镜检查，医生告知您有胃溃疡，且幽门螺旋杆菌（HP）阳性。（★您只知道HP是种细菌，会传染，所以平时需要和别人分餐）当时，您遵医嘱服用了3、4种药物（★这几种药物的具体名称您不记得了），1个月后复查HP阴性。

平时发作时（★大约每年发作1~2次，一般是季节交替如秋末和初春时），您就自行服用硫糖铝和奥美拉唑，一般1~2天后就能缓解。

身体其他方面均无不适。

一年前，因为金融危机，公司开始分批大量裁员，虽然这几次您都幸运地保住了工作，但却同时面临着比以前多几倍的工作量。大约2个月前开始，您总感觉自己提不起精神，时常莫名其妙"伤心沮丧"。您以前很有活力，喜欢唱歌，您的朋友们常开玩笑说："您的精力太充沛了，和您在一起玩真累。"但现在，即使是早上穿衣服，您也觉得非常费劲，上班更是一种负担，甚至有时会一天不说话。

晚上您一般11点左右上床睡觉，但总要到凌晨2、3点才能入睡，清晨5点左右就醒了，之后一直无法再次入睡。（★您尝试服用安定，但似乎没什么效果。）在过去的近2个月中，因为睡眠和胃口不好（★表现在不想吃，也吃不多），您已经瘦了近5斤。（★如护理人员问："您平时吃什么？"请回答："我一个人住，平时有什么就随便吃点。"）

两周前，您胃病再次发作，您按经验服用奥美拉唑等药试图缓解，不过似乎疗效不佳，一周前已开始加大剂量。这些情况都使您的状态愈发不佳，几乎无法胜任日常工作，任务常需返工。几天前，老板似乎察觉了您的变化，给您三周的假期（年假+加班折休），说让您好好放松调整一下。

前几天，您发现自己出现黑便（★呈柏油样，糊状，有光泽，量无殊），去社区医院检查，做了大便隐血试验，红细胞+++。昨天您无意间告诉了父亲，在家人（父亲）的要求陪同下，来到贵院（上海市某三级甲等医院）就诊，遂入院。

入院后做了相关检查：抽血、验大便（隐血实验）、胃镜。

您没有任何幻觉和错觉。

★关于本次疼痛特点：

疼痛时间：餐后2~3小时出现，腹痛一般在午餐或晚餐前及晚间睡前或半夜出现，空腹痛、夜间痛。

疼痛部位：有时位于上腹正中，有时偏右。（局部有压痛。）

疼痛性质与程度：有压迫感、灼痛、剧痛。

3.2 患者的见解

• 感受

问："总体来说，您目前的感觉怎么样？"

答："感觉……，（停顿）就这样。"（★若继续被追问，答："总是没精神，还常觉得莫名的沮丧"。）

问："您今天心情怎么样？"

答："就这样，老样子。"/"没什么好不好的。"

• 想法

问："您觉得您的问题是怎么引起的？"

答："认为自己应该没什么大问题。"/"休息一下应该就可以了。"

（★您有时会问："我什么时候能回家？"并觉得："我真不该来医院。"）

问:“您和家人关系怎么样?”

答:“一般,说不清。”

• 忧虑

问:“您目前有什么担心的事吗?”

您外表看上去很淡漠,但其实您很担心您的孩子,不知道现在谁在照顾他,他在哪里,是否还健康。(★谈及孩子,您会表现得很焦虑、烦躁和不知所措,且您总是忘记您的丈夫会照料他们)。

问:“您是否有什么潜在的害怕?”

您是一名外企公司的会计师,目前您对自己的工作和待遇都很满意,由于最近工作总是出现差错,一周前被老板放了长假。您很害怕因为住院而可能会被单位辞退。(★您近来很难集中思想,做的工作总需要返工。)

问:“当前有何实际问题?”

答:“没有。”(★若继续被追问,答:“儿子在家没有照料”。)

• 期望

问:“您希望做什么?”

答:“无所谓。”(★若继续被追问,答:“想早点出院。”)

3.3 背景信息

• 既往病史:

患病史:详见患者病史。

手术史或住院史: 8年前生孩子住院(★顺产)。

外伤史:15岁跑步时踝关节骨折。

过敏史:无。

• 用药情况(表8.1):

表8.1 案例1患者的用药情况

药名	剂量(片/粒)	使用频率	使用持续时间	治疗目的
奥美拉唑	1	1次/天	1周(两周前起)	质子泵抑制剂
奥美拉唑	1	2~3次/天	1周(一周前起)	质子泵抑制剂

续　表

药名	剂量（片/粒）	使用频率	使用持续时间	治疗目的
硫酸铝	1	2次/天	2周	抗酸药
安定	1	1次/天	6月余	睡眠

- 其他一般资料

家族史：无。

吸烟史：无。

酗酒史：很少喝，从没多于2杯，从未喝醉过。

- 相关社会情况：

▪宗教信仰：无。

▪婚姻状态：23岁时结婚，2个月前和丈夫分居。"和丈夫的关系一般。""我们只是分开了。""他觉得和我一起生活很累。"

▪子女情况：一个8岁的男孩，现在与父亲共同生活。（★28岁时生孩子）

▪其他社会关系：父亲68岁，退休，身体非常健康。母亲在3个月前因为心脏病突发去世，（★您非常爱您的母亲）。您父亲家住周浦，您和他的关系一般，没有像和母亲那样亲密。您有一个姐姐。身体健康，有工作，自食其力，已婚有家庭。

▪职业：在一家中等规模外企公司做会计师10年，一周前老板放您2周的假期，目前正在休假。您一直对自己的工作很满意。

▪医保：上海城市医疗保险。

▪配偶职业：大学老师。（★数学老师）

▪住址：静安区。

▪房屋类型：产权方，高层公寓。（★您丈夫和孩子目前住在大学城的另一套公寓）

▪社会背景：中产阶级，大专毕业，自学本科，注册会计师。您的收入足够日常生活和抚养孩子。

▪社会支持：有很高的医疗保险，储蓄充分。丈夫和孩子的关系很好。（★

您每隔一个双休日及工作日中的一天会去接孩子），每月您都会准时补贴丈夫一些开销用于抚养孩子。

案例2　与便血伴抱怨情绪的患者沟通

1. 患者基本信息

邓莲英，35岁，今下午从门诊收治入院，当时神态略显示紧张和烦躁。4周前发现大便出血至今，伴大便性状改变。她自述为专家门诊挂号耽误多时，为此常抱怨会延误其病情。入住病房时患者接受了初步评估，尚未接受任何检查项目。

门诊肛门指检示：肛缘上约5 cm处，触及菜花样肿块，约2×2 cm大小，质硬，表面凹凸不平，略活动。

医嘱拟明晨空腹抽血，查血常规、癌胚抗原（CEA）；直肠镜检查；CT检查。

作为护理人员的任务是完成一份详细的护理评估，向患者介绍简要的治疗和护理计划，并在必要时向患者做适当健康解释。

2. 环境与背景信息

现在是下午2点，半小时前，您刚从家匆匆简单整理了些生活用品来到某三级甲等医院普外科病房接受住院治疗（您住的3人间的浦东病房）。进病房后，有位护理人员给您发了病员服，您已经换上，并简单介绍了环境，不过您没有细听。病房环境有些拥挤，您是最靠窗的床位，隔壁是一位胃癌术后化疗的患者，和另一位阑尾炎术后第二天的患者。您带着几件换洗衣服、简单的洗漱用品、途中便利店里随便买的几个面包，这些物品正都堆在床上。直到现在，您还没有吃过午餐，这让您有些焦躁。

今晨，您6点半就过来等待专家门诊挂号排队，为了看王主任的专家门诊，您已经等了3个星期了，一直挂不到他的专家号。对此，您心里一直有些抱怨，觉得会延误病情。

3. 患者病史

3.1 生物医学信息

您有慢性肠炎（★具体患病时间您已不记得，若护理人员继续追问，答：“大概7、8年吧”），多年来，常常间断性腹部胀痛，有时便秘、有时腹泻。便秘时会伴随腹胀，实在腹胀便秘难受时，您会服用杜密克，它总是很有效。有时腹痛也常常伴随腹泻，甚至有时一天7、8次，肛门下坠。您对此非常苦恼，并曾接受过钡剂灌肠的检查。在那次灌肠后，您就一直感觉腹部（★特别是下腹部）有大量胀气，表现为全腹隐痛，并时不时有膨胀感。这种情况一直延续至今，您曾尝试着习惯它，但它却始终影响着您的生活。您也试图通过避免食用某些食物，例如豆浆和咖啡等，但也丝毫不起作用。在这方面，似乎医生也无能为力，您曾为此专门去社区医院看过一次医生，但您觉得他没给您提供任何有用的信息。

四周前，您在大便的手纸上发现了鲜红的血迹，于是回头去看马桶，发现马桶里也有大量的鲜血（★其实血量并不多，是附在大便表面的血迹，但是您总觉得鲜血是很恐怖的）。您明白，偶尔一次的血便并不能说明什么，所以后来您在上厕所时，经常会主动留意一下大便情况，之后您发现大便性状发生了改变，以前大便都是一段一段的，而现在明显稀了很多，而且很少有成形的时候，甚至有时明显是胶状质地。即便有时成形的时候，似乎条状也比以前细了，但这不是很明显。大便时，您还觉得有一阵阵疼痛，疼痛部位在您腹部的左下方，这种疼痛与您以前的疼痛是不一样的。疼痛不是非常严重，不过大多时候都是伴随着大便出现，因此一旦痛起来您就会感觉想上厕所，甚至尽管有时您刚拉完，这导致您的肛门疼痛。

一周后（三周前），您去社区医院看医生，他让您趴在床上，戴了副手套伸到您肛门里摸了摸。做完检查后，他就建议您去大医院做进一步检查，当时他没有告诉您他觉得这到底是什么问题。

于是，第二天，您就来了我院挂专家门诊号，希望看王主任的门诊，不过一连几次都没挂到，这几次白跑使您很烦躁。这次，您6点就起床来院排队了，终于看到王主任后，他也做了和社区医院医生同样的检查，遂建议住院进一步检查。

这个冬天，您曾经患过感冒，当时表现就是咳嗽和轻度流涕，您去药房买了些中成药，服用1周后没有好转，咳嗽加剧，夜间不能入睡，且开始发烧。后来您去了医院，拍了X片，医生说是肺部感染，抗生素静脉输液治疗了2周后好转，不过一直还有轻度咳嗽至今。

近来，您胃口不佳（★很少有饥饿感），所以感觉自己瘦了好多斤（★不过您从不偏食）。近两周来，睡眠质量似乎也不是好，不过仅此而已，您自己并没有什么生病的感觉，可能只是最近状态不佳。

3.2 患者的见解

• 感受

问："总体来说，您目前的感觉怎么样？"

答："感觉很怨、很累、很烦。"（★您觉得最近诸事不顺，看病拖了几个星期还需要住院；这几个月，孩子的事也使您疲劳不堪，他现在正是十多岁叛逆的青春期，总喜欢往网吧跑，要不就和同学出去打篮球，您认为自己没有管好他并对此已精疲力竭。）

• 想法

问："您觉得您的问题是怎么引起的？"

答："我怀疑得了痔疮，因为痔疮的症状就是出血。不过我又觉得如果是痔疮的话应该还不至于需要住院检查。我也考虑过是不是原来的慢性肠炎严重了，不过我始终觉得出血不是什么好情况。我甚至考虑过是不是得了肿瘤，但又想到我这么年轻，还不至于会得癌症吧。"

问："关于您的疾病，到目前为止，别人是怎么说的？"

答："社区医生真的什么也没说，他就说'保险起见，还是去大医院再进一步地检查一下吧'"。

问：　"您和家人关系怎么样？"

答："儿子很叛逆，说什么都不听，常吵架。与丈夫没联系了。"

• 忧虑

① 问："您目前有什么担心的事吗？"

答："现在我住院了，那谁来照顾孩子呢？开学他就升初三，要面临考高中（★他在普通中学上学，成绩中等）。我妈妈身体也不好，我也不愿意去找前夫。"

② 问：　"您是否有什么潜在的害怕？"

答："我很担心自己会不会得了肿瘤，因为我爸爸也是因为肿瘤过世的，但我真的很不愿意往这方面去考虑。"

③ 问："当前有何实际问题？"

答："经济负担很重。"

（★当您在向护理人员表达您的忧虑时，请每次只回答一个问题，即当其第一次问及您有何担心时，您用①来回答，如他继续追问诸如"还有什么担心的吗？"时，告诉他②回答，直至答完③后，请回答："其他没什么了。"）

• 期望

问："您的希望是什么？"

① 答："我估计医生可能会再让我做一次钡剂灌肠，虽然我很排斥这个检查，但为了尽快知道自己到底是什么情况，在必要的时候也是愿意的。"

② 答："我希望无论如何，通过这次住院，医生能提供一个明确的答案，即我想知道自己到底得了什么病，如果得不到什么结果的话，我会很失望。"

③ 答："我希望检查费能便宜点，能节约就节约。"

3.3 背景信息

• 既往病史：

患病史：详见患者病史。

手术史或住院史：20岁左右，阴道附近脓肿引流；17岁时阑尾切除；20岁生孩子。

外伤史：无。

过敏史：无。

• 用药情况（表8.2）：

表8.2 案例2患者的用药情况

药 名	数 量	使用频率	使用持续时间	治疗目的
杜密克	1	必要时		软化大便
止痛片	1	必要时		止 痛
黄连素	1	必要时		止 泻

• 其他一般资料

家族史:

母亲患有高血压,前几年退休后又得了糖尿病。父亲死于肝癌,疾病后期疼痛剧烈,两年前去世。母亲的一个哥哥(★去年)脑瘀血。

吸烟史: 无。

酗酒史: 无。

• 相关社会情况:

▪ 宗教信仰: 无。

▪ 婚姻状态: 20岁结婚,3年前离婚。离婚后彼此基本无联系。

▪ 子女情况: 1个15岁的男孩,由您抚养。

▪ 其他社会情系: 母亲与弟弟一家共同生活,偶尔休息日您带儿子一起会去看看。

▪ 职业: 在小区的几户人家家里做钟点工(★每天4~5家,月薪2 000左右)。

▪ 医保: 小城镇医保。

▪ 配偶职业: 最近失业了,在经济方面给您的补助很少。

▪ 住址: 南汇。

▪ 房屋类型: 公房1楼,比较潮湿。

▪ 社会背景: 工人。

案例3 告知坏消息

1. 患者基本信息

李兰瑛,女,44岁,于两周前体检胸片发现右中下肺中叶有一结节状阴影,为明确诊断于一周前收治入院。作为护理人员,护患关系融洽,患者对护理人员非常信任。入院后遵医嘱完善各类检查,于一天前收到报告结果。

化验结果: 癌胚抗原(CEA)40.9 ng/ml; 纤维支气管镜检查,确诊为“小细胞型肺癌”。

上午，医生已向患者丈夫告知诊断结果与拟治疗的方案，患者家属表示理解。下午，患者的家人希望通过护理人员向患者本人告知罹患癌症的消息。

作为护理人员的任务是向患者本人告知肺癌的诊断，协助其接受病情，必要时做相关解释。

2. 环境与背景信息

现在是下午2点，您刚睡完午觉，您的责任护士小王在刚才进病室为您整理床铺时和您约好待会儿想和您聊聊，您答应了。后来您又接了个单位下属的电话，您简单交代了一些事情，看着时间，估计小王快来了。您自住院来，一直由她照护您，您非常信任她。

您已入院近一周，您于两周前在单位组织的体检中，胸片发现右中下肺中叶有一结节状阴影，为明确诊断正在某三级甲等医院呼吸科接受诊疗。

您是个很有主见的人，平时无论在工作还是生活中，面对各种情况时，总能冷静地分析利弊，并很快做出各类决策。

3. 患者病史

3.1 生物医学信息

您的身体状况素来不错,以前读书时体育成绩也一直很棒，每次都会代表班级参加运动会比赛，为此您非常自豪。参加工作后，也很少生病，难得伤风感冒，一般都不去医院，休息一下就很快会自愈。三个月前，您出现了轻微的咳嗽（★无其他症状），当时，您认为这应该只是普通的感冒，经验告诉您，不出几天一定会自愈的，于是也没有在意。不过，持续了几周，咳嗽一直没有好转。儿子也开始抱怨老听到您咳嗽，晚上影响他复习，建议您去看看医生。您怀疑是因为近来工作忙碌，生活没规律，得不到足够的休息。细心的丈夫也为您从药房买来了复方甘草口服液，于是您每天晚上睡觉前会喝一小盖。似乎这个药有些作用，但也仅限缓解一小会儿，并没能完全治愈。

您平时作息很有规律，早上6点起床，晚上11点左右上床。胃口不错，喜好甜食。睡眠一直不错，不过近来因为咳嗽的关系，多少有些影响，不过总体睡眠质量尚可。

两周前，单位组织年度体检，X胸片报告在诊断一栏中写些：建议结合临床进一步检查。医生说发现您右中下肺中叶有一结节状阴影，需要入院进一步检查。这时，您似乎感觉到这个咳嗽可能不单单是感冒这么简单。于是您回单位后，匆匆交代了手边的项目，便来住院检查。

入院后，您接受了一系列的化验检查，至今已快一周，但是到目前为止您没有得到任何的结果反馈，您估计这两天应该能有结果了。

3.2 患者的见解

您在接受治疗的过程中十分矛盾：既觉得自己可能会患上肺癌，但又觉得自己还年轻，应该不会得这么严重的疾病。您看着周围的2个病友，您觉得2个人都可能是您的结局。而对于结果，您既想及早知道诊断，又想要回避。

您有2个家属得过肺癌，其中叔叔因为及早诊断治疗后，现病情能够稳定，所以您觉得就算自己得了肺癌，还是有希望治疗的。

• 感受

问：“总体来说，您目前感觉如何？”

答：“现在很焦虑，就像等着审判一样，到底是无罪释放还是要坐牢，再或者判死刑。”

• 想法

问：“您觉得自己可能是什么问题？”

答：“我之前一直以为只是普通的感冒，不过根据我的经验，似乎不该3个月还不好转。这次体检胸片的结果右肺的某个地方有个结节状阴影，这让我似乎预料到些什么。这次，我来医院看的只是普通门诊，但当医生看了我的X光片后，便直接要我住院。我可以肯定一定出了比想象中严重的问题。但我不敢往下想，因为我的爷爷和叔叔都得过肺癌，我觉得自己有比别人更高的机率地肺癌，虽然我非常希望这不是事实。”

问：“您觉得您的问题是怎么引起的？”

答：“近来，我常常会想起我的叔叔，想起他患病时的情景，有时连睡觉时也会梦见当时他在病床上的情景。一想到此，我就感觉莫名的紧张。不过我似乎又觉得自己应该不会得癌症，因为我的身体素来很健康，可能只是自己太疏于照料自己，感冒未预，身体虚弱罢了，毕竟自己还算年轻，应该还不至于会得癌症吧。”

问:“关于您的疾病，到目前为止，别人是怎么说的?”

答:“体检的医生没有明确说，只是在拿报告的时候嘱咐了一句:‘还是去医院再进一步检查一下吧。’门诊的医生说:‘胸片显示肺部有块小阴影，但凭这个暂时还不能下结论。’于是让我住院。”

您的家人很体贴您，丈夫和儿子每天都会来看您，一直安慰您、鼓励您，他们都觉得应该不是什么很严重的病，您儿子还说:“妈妈，您快点好起来，家里没您掌勺不行，爸爸烧菜太难吃了。”

不过，这几天当您和同病室的病友聊天时，他们似乎对您的问题不太乐观，特别是那位肺癌术后化疗的患者，她说您的情况和她当时像极了。

• 忧虑

问:“您目前有什么担心的事吗?”

答:“我在单位正负责一个大项目，目前正在筹备和策划的关键时刻。估计如果这个项目成功了，我很可能升职，或者至少是一次丰厚的提薪。暂时，我的几个副手还能应付一些活儿，我也能通过电话安排一些日常事务。但如果确诊是肿瘤，那我估计我的上司一定会考虑重新安排人选填补我的空缺。”

问:“您是否有什么潜在的害怕?”

答:“如果真的是肿瘤，那谁来照顾我儿子呢?他现在正高三，是个关键时刻，我希望他能考上重点大学。平时家里的家务都是我负责，虽然我丈夫很体贴，但我总觉得他料理家务没天赋。”

问:“当前有何实际问题?”

答:“暂时没有问题。”

• 期望

问:“您的希望是什么?”

答:“我估计这几天检查就会有结果了，我很希望有人能明确告诉我到底是不是肿瘤，但又害怕万一是噩耗该怎么面对，我很矛盾。一方面希望能听到好消息，然后快快乐乐回家，继续平静的生活。另一方面，如果是坏消息，我也只能听天由命，尽早找个有经验的医生帮我开刀。当时，我叔叔因为诊断早，治疗积极，现病情很稳定，所以我觉得即使得了肺癌，还是有希望治疗的。”

3.3 背景信息

• 既往病史：

患病史：详见患者病史。

手术史或住院史：25岁生孩子。（★剖宫产）

外伤史：无。

过敏史：青霉素过敏。

• 用药情况（表8.3）：

表8.3　案例3患者的用药情况

药　名	数　量	使用频率	使用持续时间	治疗目的
复方甘草口服液	1小盖	1次/天	1月	缓解咳嗽症状

• 其他一般资料

家族史：

母亲有高血压20余年，爷爷和叔叔都曾患肺癌（★爷爷在自己5、6岁时就去世了，听家人说得的是肺癌），叔叔因确诊较早，进行手术后化疗，已经渡过5年生存期，目前仍在接受康复治疗。

吸烟史：无。

酗酒史：需要喝酒应酬。

• 其他社会情况：

▪ 宗教信仰：无。

▪ 婚姻状态：24岁结婚，与丈夫关系融洽。

▪ 子女情况：1个18岁男孩，今年高三，就读于市重点中学，学习成绩中等。

▪ 职业：某外资企业项目经理，能到现在这一步非常不易，对此您很珍惜，工作非常尽力。

- 医保：上海城市医疗保险、1份商业医疗保险、1份恶性疾病保险。
- 配偶职业：出版社编辑。
- 住址：长宁区中山公园附近。
- 房屋类型：产权方，小高层。
- 社会背景：工薪阶层，中专毕业，自学大专和本科，经济收入颇满意。
- 社会支持：储蓄充分。家庭和睦。

案例4 与敌对情绪患者沟通

1. 患者基本信息

陈晓娟，女，46岁，因胃瘫收治普外科38床，入院至今已经住了3个多星期。症状表现为恶性，呕吐。目前医生给予静脉输液及经鼻胃管肠内营养支持治疗。患者血电解质表现为K^{+}：3.3 mmol/L。

她十多年前被诊断为"胃瘫"后四处求医，但都为保守治疗，只能缓解症状，无治疗作用。此次慕留洋教授之名前来就诊，渴望能通过手术彻底治疗，回到正常人生活。但三周已过，医生未给出手术的方案，只是给予营养支持治疗。患者情绪十分激动。

作为其责任护士，任务是向患者了解其心理状况，内心的想法与需求，并做好详细的解释工作，安抚患者的情绪，解决当前的问题。

2. 环境与背景信息

您正在仁济医院普外科病房住院治疗,您已记不清这是第几次住院了，这次您已在这住了3个多星期。您吃不下东西,每天靠静脉输液和肠内营养维持生命。最近这里来了个海归的教授，您慕名前来，他愿意帮您把那个瘫了多年的胃手术切掉,可如今他只是给您留了根肠内营养管就没有下文了。您每次询问医生手术的时间，医生总是答复您再讨论讨论。您感到医生只是在敷衍您，您已失去了耐心，今天您忍无可忍，您决定去和医生摊牌，不确定手术日期，您就死在他们面前，护理人员欲拦住您，可您仍一意孤行。（★表现出对手术治疗的渴望，对医生的失望与怀疑，对希望可能落空的失落与愤怒。）

3. 患者病史

3.1 生物医学信息

您曾经也有着一个充满活力的胃。十多年前，那时您的儿子才4岁，您每天上班下班，婆婆帮您带着孩子，先生也很照顾您，您没有后顾之忧。您总以为生活就该这样，直到有一天，您发现自己总是会恶心，吃东西不消化，还时常呕吐。开始您没有在意，甚至一度以为自己又怀孕了，还紧张了一阵子，但渐渐的，您发现不是那么一回事，因为您的症状越来越严重，您的体重在不断地减轻，您的呕吐症状也越来越厉害，甚至到了吃什么吐什么的地步。您感到了事态的严重性，您的先生带您去看病，辗转多家医院，您做了已经忘了是多少次的检查，您讨厌胃镜、GI，因为每次检查过后的副反应只有您自己知道，您渐渐失去了信心，您怀疑那些医生是否都尽了全力……最终您的诊断结果是原发性胃瘫，一种极其罕见的疾病，您的胃从此没有了功能，您吃的东西都会被胃原封不动的送出体外，今后您只能靠喝少量的流质和静脉输液延续生命，医生对您束手无策，您的人生将在饥饿中度过。

您四处求医，但得到的结论都是一样的，您觉得那些医生都在骗您，总不会没有希望（★“现在医学这么发达，怎么可能治不好呢？这些医生没一个好好研究我的疾病，不愿意担风险。”）。最后您来到仁济医院，消化内科的一位老医生告诉您，没有办法了，除非把胃手术拿掉，您又燃起了希望，但想不到外科的一位主任医生却对手术三缄其口，开始您还很有耐心的请求医生能为您开刀，但渐渐地您发现，这位主任医生没有想帮您开刀的意思，您甚为恼火，您觉得她肯定是嫌弃您。您开始不断地大吵大闹，医生拿您没有办法，在您虚弱的时候，就把您收进病房输输液调理调理，好了就出院。这些年来，您就是在和医生的不断吵闹与和解中度过的。您的脾气越来越暴躁，因为您病了，大家只能让着您，您的婆婆不堪忍受您的辱骂，得了抑郁症，就在您住院期间，她自杀死了。您还活着，却依旧什么也不能吃。（★“这些年，因为生病脾气变坏了，动不动就要发作。我也知道这样不好，但就是没办法，控制不住，火气很容易就冒上来了。我婆婆在我家帮我带孩子，以前有点磕磕碰碰的也没什么，婆媳嘛总是会有些小矛盾。但后来生了病，而且总是不好，弄得我很烦躁得很，也不愿控制自己的情绪，稍有不顺心，就要破口大骂，仿佛这样骂了以后心理才顺畅些。婆婆后来竟然得了抑郁症，在我一次住院的时候，自杀了。"稍显内疚。）

当年的主任早已退休，曾经的小医生也都成了主任，可仍没有人敢帮您开这一刀，因为没有人知道术后会是什么样子。一位海归的教授，重新让您看到了曙光，您把自己的情况和他一说，他欣然把您收进了病房，但他只是给您留置了根肠内营养管，虽然它让您多年未蠕动的小肠又活了起来，但鼻子里总不能一辈子放着这根管子吧，您想手术，现在您已等了3个多星期，一切渺无音讯。您觉得您又被医生晾在了一边，没人管您的死活，今天您决不会再甘于等待了，您要誓死一搏。（★"我这次住院就是冲着他来的，他从国外回来，见多识广，我和他讲了我的病后，他是第一个说愿意为我手术治疗的。您不知道我当时有多开心，想想等了那么多年，终于有了一线希望。可现在，他给我插了根管子后居然再也不提手术的事情了。我今天一定要问个清楚。"）

3.2 患者的见解

• 感受

问："总体来说您感觉怎么样？"

答："我对他们挺失望的，我一次次找他们，他们就和我打太极拳，绕来绕去就是不给我开刀，我难受的时候，有时真想冲到医生办公室把他们的电脑砸了。"（★您的病没有被医生重视，都在敷衍您，您很失望、生气。）

• 想法

问："您觉得是什么导致了您的问题？"

答："这就是一个人的命吧，人的一生会出现什么样的事情，有什么结果都是命中注定的。我们家隔壁一个女的，30多岁就得了乳腺癌，没几年就死了，真可怜。（★表现出对命运的无奈。）我觉得老天爷真的很不公平，我家里人身体都好好的，没人生什么怪毛病，偏偏轮到我的头上。我这一辈子又没做过什么缺德的事，这种怪病为什么生在我身上？”（★表现恨的情绪。）“我的病也十多年了，隔三岔五的输点补液也没啥事但不能大吃大喝呀。“我这个人喜欢爽气点，手术刀划一下，虽然痛，但就彻底好了嘛。”（★表现出对外科手术的绝对与盲目的信赖。）

问：“关于您的疾病，到目前为止，别人是怎么说的？”

答：（★家人都听您的。进出医院已是家常便饭，医生护理人员都早已和您相熟，但说起开刀，他们就都没声音了。他们可能担心您的胃要拿掉了，病还好不了怎么办。他们觉得您有些歇斯底里，这刀要是开不好，谁也担不起这个责任。）“我这些年，在医院来来回回地跑，这些医生护理人员我不要太熟悉哦，没一个真心对我的，都是敷衍我。我知道的，他们有时在背地里说我歇斯底里。”（★表现出敌对的情绪。）“说起开刀，他们就都没声音了，我知道他们担心刀要是开了，我的病还好不了，谁也不愿担责任。”

• 忧虑

问：“您在担心什么？”

答：“我这人没什么特别的爱好，就是爱吃。我在吃上面是很舍得花钱的。那个时候什么新鲜上市，不管价钱多贵，我都舍得买。人生在世，吃是一种享受嘛。但我这个病偏偏和我作对，就是不让我能好好地吃，所以我是一定要做手术的。我现在唯一担心的就是他们不肯给我手术。”（★担心丧失功能。）

问：“您是否有什么潜在的害怕？”

答：“我也知道手术是有风险的，没有医生敢百分百保证手术成功的，我就怕万一手术要是失败了，会不会下不了手术台（指死在手术台上），会不会效果还不如不开？唉，烦死了。”（★您并不能确定那个“海归”是否有十足的把握，万一手术不成功，您非但白闹了，更苦了自己，得不偿失，但除了他，您似乎没人可以信任。）

问：“有何实际问题？”

答：“我婆婆刚去世，家里还在闹着分家产呢。反正我觉得自己没做错什么，照顾了她一辈子，该得的，我一分也不能少（家庭经济矛盾）。”（★当问到“您经济状况如何时，住院手术费用是否可以承担时”，您可以回答“我家里的条件还可以，我先生是开长途汽车的，自己承包的，收入还是不错的。我婆婆刚走，那套房子卖卖也能卖个一百多万，我先生还有个哥哥和妹妹，我们心也不黑，1/3总不能少吧。不然，我可不干。好歹她在我家给我带儿子的时候，吃喝都是我们的。”）

问：“关于您的健康，之前是否有不舒服或者其他问题？”

答：“您知道的，人是铁，饭是钢，我这吃不进东西后，人总是没力气，抵抗力也差好多，容易感冒生病啥的。”（生这病之前身体还算健康，得病之后机体总是处于低营养状态。）

• 期望

问：“您的希望是什么？”

答：“我这个病可不普通，很罕见的，哪能随随便便来个小医生给我看病查房。他们见都没见过这种病，懂什么呀，一定要经验丰富的医生和护理人员照顾我，到时候可别刀开好了，后面没护理好，我这个刀不是白开啦？”（★您希望有最好的医生围在您周围，您拒绝小医生查房。您希望是有经验的护理人员护理您，总之您的毛病应该由最好的医生和护士来处理，要求权威照护）

3.3 背景信息

• 既往病史

患病史：详见患者病史。

手术史或住院史：生孩子时住过一次院，顺产。以后每次住院都是因为这个病，具体几次记不清了。

• 用药情况：非处方药物、中药、口服避孕药等。

• 其他一般资料：

家族史：无。

吸烟史：无。

酗酒史：无。

• 其他社会情况：

婚姻状态：已婚。

子女：1个儿子、1个干女儿。

职业：胃瘫后就病休了，前两年病退了。

医保：上海城市医疗保险。

配偶职业：长途车司机，经常出差，收入不错。

住址：天津路。

房屋类型：老式里弄房子，快拆迁了。

社会背景：工人阶级。

性格：性格喜怒无常，易激动。疑心病重，好打听家长里短，以自我为中心。平时还算客气，一旦不合心意，就歇斯底里，不达目的，誓不罢休。

案例5　与焦虑情绪患者沟通

1. 患者基本信息

尹秀秀，女，45岁，7年前被诊断为糖尿病，口服降糖药控制。近一年来因血糖控制不好，导致相关并发症，如糖尿病肾病等。患者今上午看内分泌门诊后医生建议胰岛素治疗，患者情绪十分紧张、焦虑及恐惧。下午，患者来到糖尿病病友会等待护理人员的个别指导。

现在您作为糖尿病专职护理人员，任务是向患者做糖尿病知识的健康教育，并在沟通过程中评估患者的心理状态，了解引起患者焦虑、恐惧、紧张等情绪的原因，并给予解释与疏导。

2. 环境与背景信息

今天早晨（内分泌科门诊）当医生告诉您需要胰岛素治疗时，您实在无法接受这个事实，您反复问医生“有这么严重吗？能不能再观察几周呢？”同时，您感到呼吸急促、手脚冰凉、额头冒汗。医生建议您去专职教育护理人员那里了解一些胰岛素注射相关事宜。随后您拿着处方来到了护士面前，因为门诊咨询的人太多，护士无暇顾及您的问题，匆匆邀请您下午来参加糖尿病病友会，并答应课后对您进行个别指导。

（中午候诊室）护士午餐后从食堂回门诊办公室，经过候诊大厅时看到您低着头、手里拿着处方、围着椅子在绕圈，嘴里好像在嘀咕着什么。当护理人员和您打招呼时，您就像是看到了救星，急忙来到她的跟前询问起一大堆问题。

3. 患者病史

3.1 生物医学信息

您在7年前的一次单位常规体检时发现空腹血糖8.0 mmol/L，去医院就诊时，医生安排您做了OGTT检查，结果发现您的空腹在7.0 mmol/L，餐后2小时血糖达到11.1 mmol/L，当时被诊断为“糖尿病”。之后长时间服用口服降糖药治疗，因为没有规律随访和治疗，血糖一直控制不稳定，而且波动很大。近一年来您自觉疾病发展加快，半年内体重减轻10斤（5千克）。近日您觉得视力下降明显，全身乏力，外阴部瘙痒救治不愈，医生建议查随机血糖12.4 mmol/L，糖化血糖蛋白10.9%，尿素氮145 mmol/L，肌酐150 mmol/L，即被诊断为“糖尿病性肾病”。由于糖尿病导致您性功能减退，特别是近两年来，您和丈夫的夫妻生活很难完满，为此您很苦恼，有时丈夫对您态度很冷淡，您觉得也是这个原因。

3.2 患者的见解

• 感受

问：“总体来说您感觉怎么样？”

答：“当我听到医生让我打胰岛素时，顿时身体有一种突然向下沉的感觉，就好像掉进了水，脑子里一片空白，不知道该怎么办。紧张、担心、恐惧全都交织在一起。”

• 想法

问：“是什么原因导致您不愿意注射胰岛素？”

答：“胰岛素针是那种药吃了已经没用的人才打的呀，说明毛病已经很严重了，我想我还没到那个地步吧。再说打了针以后就要一直打下去的，一辈子要依赖它，多恐怖啊。”（★您觉得打胰岛素的话说明病情已经到晚期了，已经没有药救了，您应该还没有到那个时候呀。另外您认为“胰岛素一旦用上了就再也停不掉了，会一直依赖它的。”）

问：“您对糖尿病了解多少呢？”

答：“得了这个病会很惨，眼睛瞎掉，脚锯掉，腰子（肾脏）坏掉，将来的生活质量很差。”

问：“您曾经接触过糖尿病患者吗？关于糖尿病，别人是怎么说的？”

答：“我每次看病都喜欢和一起候诊的人聊聊，关于打胰岛素针的事情，我问过很多人的，有个人还告诉我，这个针打不好还会死人的，您说可怕吗？”（★十分紧张）

• 忧虑

问：“如果您必须打胰岛素的话，您最担忧的是什么？”

答：您不敢对着自己的身体扎针，觉得那太可怕了，实在做不到。（★“我看到针就害怕，更不要说自己给自己打了，那怎么下得了手，那绝对做不到。”）

问：“您还有其他的顾虑吗？”

答：“丈夫已经开始嫌弃我了，如果他现在又知道我要开始胰岛素治疗的话，他会对我更加不好了，说不定会过不下去了。（★当被问到夫妻生活时，您表现出有些尴尬与犹豫，您说“我们现在很少过夫妻生活了，两年前就出现了些问题，做的时候彼此都不是很舒服，慢慢就减少了。要是我打了针后，他看到我肚子上的针眼，恐怕更没兴趣了。男人要是这方面得不到满足，一定会嫌弃我的，现在已经对我很冷淡了，说不定哪天就……。”）

• 期望

问：“您希望做什么？”

答：“现在国内有没有根治糖尿病的药啊！”“或者通过什么手术可以根治糖尿病的？”（★如果可以的话，您迫切地希望可以通过某种治疗手段根治这个病，即使倾家荡产，虽然您也明白目前为止它还是不治之症，但您依然表现得十分激动。）

3.3 背景信息

• 既往病史

问：“糖尿病有多长时间了？”

答：确诊到现在将近7年了。

问："关于您的健康，之前是否有不舒服或者其他问题？"

答：感觉容易疲劳，双腿无力，视物模糊，体重消瘦厉害，6个月里瘦了5公斤。

• 用药情况（表8.4）：

表8.4 案例4患者的用药情况

药 名	数 量	使用频率	使用持续时间	治疗目的
达美康	1	2次/天	超过4年	血糖达标
拜糖平	1	3次/天	超过5年	血糖达标
二甲双胍	2	3次/天	超过5年	血糖达标

问："您还吃什么其他的药吗？"

答：降血脂药、降血压药。

• 其他一般资料

家族史：无。

吸烟史：无。

酗酒史：无。

• 其他社会情况

▪ 婚姻状态：结婚已经20年了，自从得了糖尿病以后，夫妻感情越来越疏远了。

▪ 子女：一个19岁的儿子。

▪ 其他社会关系：你们与父母分开住，二老除了有高血压无其他疾病，您也没有弟兄姊妹，长期病假已经很久没有和同事联系了，生活中也没有知心朋友。

▪ 职业：您是营业员，已经病退在家5年了。

▪ 配偶职业：车工。

▪ 住址：浦东。

▪ 房屋类型：产权房。

▪ 社会背景：中产阶级，初中毕业，营业员，病退在家每月收入800元/月左右，有医保。

▪ 社会支持：父母不关心您，丈夫整天泡在证券公司炒股票，孩子有自己的生活从未主动体会您的感受，单位每年春节派工会干部来家探望一次。

案例6 与紧张情绪患者沟通

1. 患者基本信息

李红，女，26岁，昨天傍晚因车祸急诊收治入院，入院时，脸色苍白，脉搏细速，心率110次/分，血压80/40 mmHg,B超检查提示：脾破裂。当时立即予以急诊脾切除手术，术后收治入普外科病区24床。今为患者术后第一天，她主诉伤口疼痛，人非常虚弱。

患者因车祸后仍处于恐惧、愤恨、担心等复杂的心理状态，急需家人的陪伴与安慰。由于医院规定使其母亲在非探望时间不得进入病房，使她对医院的规章制度相当不满。同时由于医生、护理人员的工作态度、服务意识欠缺，造成患者不满情绪达到顶峰，即将发作。

现在您作为患者的责任护士，任务是了解患者情绪激动的原因，给予相关的解释，并做好安抚工作。

2. 环境与背景信息

您正在某三级甲等医院外科病房住院，昨天您接受了脾切除术，现在是术后第一天。早晨您的妈妈陪伴您，医生来查房，护士叫您的妈妈立刻离开，并要求她10点半以后才能来探望您。妈妈说您很虚弱需要有人陪伴，而且补液时也需要有人查看，并且质疑为什么查房内容不能让家属知道。护士解释说会照顾好您，补液也会巡视好，查房时不能陪同是医院的规定。医生查房后，您感觉口干，但没有力气倒水，便叫护士，告诉她您想喝水，护理人员回答说您不能喝水。当您昏昏欲睡时，突然发现自己的补液没有了，很紧张，打铃之后五分钟，护士才姗姗而来。

3. 患者病史

3.1 生物医学信息

昨天，您下班骑车回家，被转弯的轿车撞到，您当时撞在车辆的把手上，当即腹痛明显，急症入院后诊断为脾脏破裂出血，即行脾切除术，现在为脾切除术后第一天。您平时身体健康，不常到医院看病，这次被撞伤后，当时觉得疼痛剧烈，被送到医院后觉得浑身乏力，连说话的力气都没有，四肢冰冷，后来B超检查说您脾脏破裂，医生告诉您需要开刀切除脾脏，您当时很担心，目前术后您生命体征平稳，留置胃管一根，负压球一根，导尿管一根引流通畅。

3.2 患者的观点

• 感受

问："总体来说，您感受是什么？"

答："我要投诉他们的，我都经历这么痛苦的事情，他们有同情心吗？他们有人来安慰过我吗？什么白衣天使，哼，狗屁。太冷漠了。他们可能是看患者看多了，习以为常，见怪不怪。但对于我们每一个患者来讲，都是第一次呀，怎么不担心，不害怕啦，他们也不主动来关心我，还不允许我妈陪，真是不讲道理。要是他们自己的孩子碰到这样的事情，他们会这样吗？"（★经历这种灾难，您的感受差极了，进了医院两天，医生也没和自己说上几句话，您的心情非常糟糕，您很气愤为什么这里的人这样忽略您，您无助、害怕、又急又气。）

• 想法

您对住院期间的状态非常不满，觉得很生气。您莫明其妙的被车子撞倒，居然这么严重要切除脏器，不知道以后的生活会不会有影响，工作怎么办。而且您觉得自己很无奈，想要妈妈陪在身边，却被"赶走了"，想喝水又被拒绝，连起码的补液更换也没有做好，打铃通知还要等这么久。

问："是什么让您这样生气？"

答：（这是您有记忆以来的第一次住院经历，而且还这么严重，这使得您心情非常糟糕。在医院这个陌生的环境，妈妈是您唯一熟悉和最信赖的人。您想不通为什么医生查房需要把亲人赶走，使得自己没有人照顾，您觉得这里的医生丝毫没有人情，医院的规定也极不合理。您觉得护理人员都忙得要命，没办法照顾好自己，补液有时快滴空了，也没人来换，都是要自己打铃的，护理人员反应又很慢，打铃通知要这么久才来。您这么虚弱无辜却没人照顾，不能得到身体照顾和精神上的安慰。）"我第一次住院，不过感觉太差了。医院是什么地方？是治病救人的地方呀，但我一点安全感也没有。这里的服务我是不满意的。医生护理人员都忙，忙得个个都没什么表情，来去匆匆，打铃多了，好像还给脸色看。”

问：“您和家人的关系怎样？”

答：“我大学毕业，工作两年，男朋友非常优秀，外企工作，现在正在深圳出差。我非常爱他，打算再过两年双方都稳定之后就结婚。我平时和妈妈爸爸一起住，我很依赖他们。”（这次车祸后您的爸爸妈妈都非常担心，24小时轮流在病床前陪伴您。）

• 忧虑

问：“您担心什么？”

答：“我在这里根本就睡不好，伤口疼，身上还有这么多管子，我动也不敢动。这里的护理人员都忙得要命，我是不指望她们能看着补液，都是靠打铃才来的。妈妈不在身边，我自己还得看着补液，万一滴完了，空气进去了，不是要死人的嘛。”（★您一个人睡在这里没有人关心您，护理人员都很忙，连喝水都没人管。您觉得伤口有点痛，也不知道要不要紧，您不了解自己情况算好还是不好，也不知道还要多久才能出院。您很想睡，可是补液结束了没人发现，空气进去了怎么办。）

问：“您害怕什么？”

答：“您说我倒了什么大霉，好端端的一个人怎么就被车撞了，还被切了脾脏。也不知道这个脾脏切了以后会有什么影响。总归是身上的器官，存在总是有它的作用的，少掉一部分，今后生活会不会有什么不同？我还没结婚生孩子，可不会影响到那个吧？万一有影响，我男朋友会嫌弃我吗？您说我要不要告诉他？还有手术后，我身上那个疤一定很难看，有哪个男人会喜欢身上有疤的女人？我们公司每年对新人都有去国外的培训项目，今年应该轮到我了，现在我住院了，也不知道什么时候能出院，什么时候能彻底好了，该不会影响到今年年底的出国吧？外企就这么现实，您不在位置上，马上就被人顶了，现在的工作有多难找？一个位子多少人在抢啊！我们公司会不会不要我了？”（★这次住院对您来说是飞来横祸，您的所有计划都因此打破，甚至您的人生可能因此而改变。您最担心的是自己以后的生活会不会受影响，公司很忙，您工作刚满一年，今年年底应该会有出国培训的机会，本来您很有自信，觉得可以得到这个机会。但是这样住院下去，自己的工作就很有可能会被人顶去，时间长了，会不会被单位辞退。您的男友现在正在深圳出差，您已经2天没联系他了，他发短信您没回，他打电话您也没接，您很矛盾到底该不该把消息告诉他，您害怕影响他的工作、害怕他担心您的状况，甚至害怕他会不会因此而和您分手，这一些未知都让您感到不安。★表现出烦恼与焦虑。）

• 期望

"您的希望是什么？"

答："我希望妈妈能一直陪在身边，哪怕睡觉我都可以握着她的手。我觉得这里的人都很拽，丝毫没有人情味，至今也没有告诉我手术情况怎么样，没有了脾脏会不会影响以后生活？没有脾脏有什么禁忌？譬如食物上哪些能吃，哪些不能吃？（★您有很多很多疑问一直困扰在脑海，希望有个专业人员能耐心地和您解释一下，最好做个健康宣教。）

3.3 背景信息

• 其他社会情况：

▪ 婚姻状态：未婚。

▪ 子女：无。

▪ 职业：外贸公司。

▪ 住址：静安区。

▪ 房屋类型：高层公寓。

▪ 社会背景：工薪阶层。

▪ 性格：比较任性，自我为中心。从小娇生惯养，是家里的掌上明珠，男友也非常疼爱自己，没有什么挫折经历。

第九章　护患沟通环节中语言表达的修养与策略

Chapter Nine

9.1 概述

护患沟通环节中的护理语言是一种职业技术。如果语言表达信息错误,即可造成护患关系紧张,使照护过程复杂,护理效果衰减,导致护患矛盾上升。

护理语言是治疗护理的手段。护理人员应有能力用语言与患者交流思想、感情和意愿,表达浓厚的人文关爱。护理人员应有意识地用语言把信息和感情传递给患者,给患者以安慰、启发、诱导。护理人员应善于使用有感染力的语言使患者感到亲切温馨,真诚体贴。

护理语言是护理工作的重要工具。希波克拉底说过医务人员有三样治疗工具:语言、药物、手术刀,语言是首要工具。护理语言是评价护理服务态度的重要标尺。因为患者及其家属不具有评价医疗技术水平的能力,护理语言即是"非技术"层面因素,对护患关系是否融洽起至关重要作用。

护理语言是护患交流中最基本、使用频率最高的重要工具。护理语言要严谨稳妥,并遵循保守秘密的道德性规范;护理语言要遵循交往性规范,并体现指导、安慰、鼓励的职业性规范。护理语言作为护理人员必备的基本技能,必须强化培训,语言沟通要因事因地因情因人有不同表达策略,才能使护理语言表达艺术化、人性化,显现人文修养,实现护理语言特定的目的和任务。

为使护理人员能灵活运用各类护理语言技巧,本手册根据各类岗位护理人员在不同场合、不同情况及与不同对象沟通的特点,设计了12种特定环节语言的表达策略和要求,并提供了各种语言表达范本,以供临床护理人员参考和选择应用(表9.1)。

表9.1 12种特定环节护患沟通语言表达策略

	特定环节	语言表述策略	语言要求
体现亲切温馨	入院接待时	安慰性语言	态度真诚、热情达意
	日常交往时	礼貌性语言	表情自然、有理有节
	交流沟通前	问候性语言	关爱贴切、掌握分寸

续　表

	特定环节	语言表述策略	语言要求
传递真诚体贴	情绪激动时	劝导性语言	同感理解、合情合理
	患者出院时	祝福性语言	选准时机、祝福艺术、掌握艺术
	病情反复时	鼓励性语言	传递爱心、分寸适宜
体现坦诚可信	治疗检查后	致谢性语言	掌握技艺、灵活应变
	护理查房时	保护性语言	注意方式、严谨稳妥
	病情好转时	激励性语言	针对个性、善于肯定
	治疗检查时	解释性语言	语言明确、言简意赅
	操作失误时	致谦性语言	及时、坦率、诚意
	健康教育时	指导性语言	通俗易懂、利其操作

9.2 护理语言表达范本

9.2.1 入院接待时

1. 语言方式　安慰性语言。
2. 语言要求　态度真诚、热情达意。
3. 语言表达范本

◆感谢您选择来我们医院就诊，感谢您对我院护理人员的信任和支持。我们将为您提供一切方便和服务。

◆您好！我是您所在病区的护理人员，我叫王小玲。在您住院期间，我将为您提供优质的护理服务，协助您接受一切相关检查，为您提供对健康和疾病相关问题的解答。

◆您好，我是您的责任护士，我叫王小玲。请允许我先为您介绍病房的环境和医院制度，若有什么需要，您可以随时提出，我们会尽量解决，希望您能积极配合我们的工作。

◆您好！我是您的责任护理人员，我叫王小玲。在您住院期间，如果有什么医疗或护理方面的疑问及意见，或身体有何不适都可以来找我们，我也会经常来看您的。

◆您不用太紧张，我们会根据您的情况与您共同制定一套合适的照护方案。您有任何问题可直接找我，我很乐意为您服务。

◆请您不要太紧张，我们医生会根据您的情况为您制定一个最佳的手术方案！您有问题可直接找我，我非常乐意为您服务。

◆您不要有顾虑，现在的医学很发达，透析完全能替代您的肾功能，您可以像正常人一样生活，甚至重返社会工作。

◆请您相信，我们一定会竭尽所能医治您的疾病，家属也请放心，我们会细心周到地照顾患者，也会尽心且热心地为您提供便利和服务。

◆您好，请不要担心，我们会尽力让您的孩子早日康复的。

◆小妹妹，这里有许多的小朋友陪您，还有医生叔叔、护士阿姨照顾您，爸爸妈妈也会陪着您。来，阿姨带您去认识一下其他小朋友好吗？

◆对不起，现在暂时没有空床，请您先睡一下加床，等有了空床，我们会尽快让您转到正式床位的。

9.2.2 日常交往时

1. 语言方式　礼貌性语言。

2. 语言要求　表情自然、有礼有节。

3. 语言表达范本

◆您好，有什么需要我帮忙的吗？

◆对不起，我们的治疗工作妨碍您休息了。

◆请您稍等一下，我帮您查一下。

◆未免耽误治疗，请您按时服药，我来帮您倒水。

◆请您把东西尽可能放到柜子里，整洁的环境有利于您的健康。

◆ 不客气，这是我们应该做的。

◆ 好了，谢谢您的配合！

9.2.3 交流沟通前

1. 语言方式　问候性语言。

2. 语言要求　关爱贴切、掌握分寸。

3. 语言表达范本

◆ 早上好！今天您看起来精神不错！昨晚睡得好吗？

◆ 今天的菜合您的胃口吗？

◆ 这些天气温较低，注意多穿些衣服，小心感冒。

◆ 昨晚睡得好吗？今天感觉怎么样？伤口还痛吗？

◆ 今天您下床活动过吗？

◆ 我看您似乎有些担忧，您愿意和我谈谈吗？

◆ 今天天气很好，又有儿子陪着，您心情不错吧，早饭吃了些什么？

◆ 您醒了，您的手术很顺利，现在已转入监护病房，我们会24小时陪伴在您身边照顾您。另外，我们已将您的情况告知您的家人，请您放心。您现在觉得如何？

9.2.4 护理查房时

1. 语言方式　保护性语言。

2. 语言要求　掌握技巧、灵活应变，注意方式、严谨稳妥。

3. 语言表达范本

◆ 这个检查的结果出来需要时间比较长，请您耐心等待报告，我们会第一时间告之您结果，医生也会来给您解释的。

◆ 为了防止您疾病的发展，我们会预防性地使用一些化疗药。（对于恶性肿瘤患者，查房时可采用医学术语或英语缩写方式进行交流，尽量避开敏感字眼，如：Ca、Die。若涉及敏感话题，可婉转表达。）

◆ 今天我们请12床患者配合我们进行护理查房，这种疾病是常见病，现代医疗护理手段可以解决您的健康问题，我们共同交流探讨，以增加对这种疾病的知识。

◆您好！今天我们因教育需要进行教育查房，进行病案讨论，可能会对您的病情做一个举例说明。为了增加您疾病相关的知识，您可以提一些防治疾病的问题，我们可以一起探讨。

9.2.5 病情反复时

1. 语言方式　鼓励性语言。

2. 语言要求　传递爱心、分寸适宜。

3. 语言表达范本

◆请您不要紧张焦虑，您的病情已经总体向康复的方向发展了，出现这种情况只是暂时的，只要积极地配合治疗护理，很快会消失的。

◆吴伟的家长，请不要担心，我们正在做进一步检查，报告结果出来，我们立即向您转告。

◆这几天您的病情虽然有点不稳定，但医生已进行讨论，制定出新的治疗方案，只要您配合，相信在我们的共同努力下，您会一天天好起来。

◆您看，12床的患者和您的情况一样，他现在恢复得很好，您也会好起来的，您要有信心。

◆疾病恢复需要一段时间，不要因为没有进展就沮丧，我们将为您采取进一步措施。

◆您不要着急，虽然您的疾病恢复并不顺利，但我们护理人员不会放弃。目前，医生正在寻找病因，我们一起努力，希望您自己也要有信心。

◆不要担心，放松心情，您的病情总体而言还是在向好的方向发展，病情略有反复是正常现象，只要您积极配合我们，您会好起来的。

◆您要有战胜疾病的信心，相信医生，更应相信自己，病魔并不可怕，可怕的是您轻言放弃，相信在我们的精心治疗与护理下，您会恢复健康的。

◆不要着急，疾病的恢复是需要一个过程的，您看您比入院时已经好多了，要注意休息，配合治疗。

◆ 最近您的病情出现了反复，但心情不能随病情而变化，请保持积极向上、开朗乐观的精神状态，这对身体的恢复是很关键的！

◆ 战胜疾病需要信心，更需要毅力，相信自己会恢复健康的。

9.2.6 病情好转时

1. 语言方式　激励性语言。

2. 语言要求　针对个性、善于肯定。

3. 语言表达范本

◆ 真为您高兴，您的病情正在好转，这是由于您的积极配合，今后我们要继续共同努力，这样您很快就能出院。

◆ 您的精神比昨天好多了，要尽早活动，争取尽早拔除身上的管子，早日康复！

◆ 您真有毅力，继续努力，您会好得更快！

◆ 您做得很棒，就这样坚持下去，要对自己有信心。

◆ 很高兴见到您逐渐康复，您最近看上去很有精神，胃口不错吧，比入院时好很多呢。

◆ 您恢复得比较快，这与您的自信有关，很多患者的情况和您差不多，但是没您恢复的好。

9.2.7 治疗检查前

1. 语言方式　解释性语言。

2. 语言要求　语言明确、言简意赅。

3. 语言表达范本

◆ 现在要为您作会阴擦洗，这是手术前的准备工作之一，可能会有一些不适感，请您深呼吸，这样能使您放松。我会注意操作动作，尽量减轻您的不适。

◆ 您明天需要进行胃镜检查，这是为了更准确地找出病因，便于及时治疗，请您配合我们做好以下工作，……。

◆ 检查是为了早日明确诊断，不要紧张，请好好配合，很快就顺利完成了。

◆ 您明天就要动手术了，我们要为您做一系列的准备工作，比如明天早晨要为您的手术部位剃除毛发，这是为了防止术后感染；今天还要做青霉素皮试，是要证实一下您对青霉素是否过敏。请您配合，谢谢！

◆ 明天您要做空腹B超检查，由于检查的需要，您今晚8时后必须禁食禁水，谢谢配合。

◆ 今天医生重新调整了您的用药，请放心。

◆ 测T、P、R时：现在要测体温了，请大家不要喝热水，不要离开床位，体温表放在舌头下面，别用牙咬，嘴闭紧用鼻呼吸。

◆ 请您放心，我们的用物都是经过消毒灭菌的。

◆ 您需要去做CT检查，过程大致是这样的，……，大约需要15分钟，您不必担心，我们会有专人陪伴您前往的。

◆ 我现在为您注射复氨针剂，它主要起降温作用，注射过程中可能会有点痛或有些许酸胀感，若有其他不舒服请及时告诉我。

9.2.8 治疗检查后

1. 语言方式　致谢性语言。
2. 语言要求　言而由衷，发自真诚，把握分寸，道明缘由。
3. 语言表达范本

◆ 检查（或注射等）已结束，您配合得很好，谢谢您！您现在感觉怎么样？如有不适立即告知我们，我会随时来看您的。

◆ 针已经打好了（血已经抽好了），您配合的相当好。若有何不适，请及时告诉我们。

9.2.9 操作失误时

1. 语言方式　致歉性语言。
2. 语言要求　及时、坦率、诚意。
3. 语言表达范本

◆ 对不起，给您增加痛苦了，请您千万见谅！

◆ 请原谅，允许我再为您另选一处注射好吗?您若不满意，我帮您请另外一位护士完成您的治疗工作，好吗?
◆ 真抱歉，由于我的操作失误，让您产生不必要的痛苦，真是对不起了。

9.2.10 情绪激动时

1. 语言方式　劝导性语言。
2. 语言要求　同感、理解、合情合理。
3. 语言表达范本

◆ 请您不要生气，有什么不满意的地方请指出，我们将尽快为您解决。
◆ 对，我们能理解您的心情，我知道您……，我们先坐下，慢慢地谈好吗?
◆ 您先别生气，您要知道，生气是拿别人的错误来惩罚自己，岂不是得不偿失吗?激动情绪对您的疾病不利。
◆ 您这样的情绪状态会对病情带来负面影响，我建议您首先为自己的健康想想，先平静一下好吗?我们会尽力帮助您的!
◆ 既来之、则安之，情绪激动不利于您疾病的恢复，为了您的健康，请您慢慢说。如果由于我们的工作做得不好，给您带来了麻烦，请您及时提出，我们一定改正。
◆ 我们能体会您的心情，您情绪这么激动对疾病康复会造成影响，什么事都可以商量解决，您先平静下来好吗?

9.2.11 健康教育时

1. 语言方式　指导性语言。
2. 语言要求　通俗易懂、利其操作。
3. 语言表达范本

◆ 您好，三分治，七分养，防病甚于治病，回家后要注意保养身体!
◆ 我为您介绍一下目前疾病的治疗措施，服药的目的，注意事项等，以及一些如何保护机体健康的常识和方法。
◆ 合理的生活方式有助于您的身体健康，请您尽量照我说的去做，可以吗?

◆ 您的病情稳定了，出院后要注意休息，医生开的药要按时吃，多吃些新鲜的蔬菜水果，注意劳逸结合，适当运动，别忘了门诊随访。

◆ 在透析间期您一定要注意控制水分的摄入，过度的水负荷会导致您心脏扩大，引起心力衰竭，甚至危及生命。因此要听从护理人员的指导。

◆ 由于疾病的发生，不仅是一个器官的异常，往往是由多种因素造成，所以平时要注意预防，保持心情愉快，养成良好的生活习惯。

◆ 您已是术后第三天，伤口恢复得不错，在床上多活动，可以促进肠蠕动，尽早排气。

◆ 平时外出时注意别忘了备好急救药盒，以备不时之需，出现如下情况……，请您务必及时就诊。

◆ 您现在正在化疗期间，会有一些副反应，医生会采取一些措施来减少副反应的发生，有这种情况不必担心，这是正常的。

◆ 虽然现在体温平稳，但还需要做好口腔清洁，每次饭后漱口，便后用无痛碘坐浴，保持肛周皮肤的清洁。

9.2.12 患者出院时

1. 语言方式　祝福性语言。

2. 语言要求　选准时机、明确内容、掌握艺术。

3. 语言表达范本

◆ 请走好，回家后注意休息、饮食营养的调整，愿您从今以后拥有健康和平安。

◆ 恭喜您，添了一个健康可爱的小宝宝，祝一路平安！

◆ 非常高兴您出院了，回去后还是得多当心身体，注意保养！

◆ 祝贺您顺利出院，请多保重！